Q&Aで スッキリわかる 前立腺癌

編集
鈴木啓悦
東邦大学医療センター佐倉病院
泌尿器科教授

MEDICAL VIEW

本書では，厳密な指示・副作用・投薬スケジュール等について記載されていますが，これらは変更される可能性があります．本書で言及されている薬品については，製品に添付されている製造者による情報を十分にご参照ください．

Knowledge consolidation of prostate cancer by Q&A
（ISBN 978-4-7583-1267-7 C3047）

Editor：Hiroyoshi Suzuki

2017. 8. 10 1st ed

©MEDICAL VIEW, 2017
Printed and Bound in Japan

Medical View Co., Ltd.
2-30 Ichigayahonmuracho, Shinjyukuku, Tokyo, 162-0845, Japan
E-mail　ed＠medicalview.co.jp

序　文

　これまでメジカルビュー社の出版物としては，20年近く前から『前立腺癌のすべて』シリーズの執筆や監修に関わらせて頂いてきました。時代の流れなのか，よりコンパクトで読みやすい前立腺癌診療に関する本をとのコンセプトで，この度『Q&Aでスッキリわかる 前立腺癌』を刊行することとなりました。

　前立腺癌は高齢化社会の到来と生活様式の欧米化もあって，2015年に我が国の男性悪性腫瘍の罹患率第1位となり，泌尿器科で最も関心が高い領域のひとつと言えます。前立腺癌診療には，疫学・診断・治療など幅広い知識が必要です。前立腺癌は診療過程で，患者さんのQOLや日常生活機能に関係する側面も多く，生理学・解剖学・病理学などの基礎的知識から，骨盤外科学・内分泌学・放射線医学（診断・治療）などの臨床医学との学際領域の理解も重要です。

　前立腺癌の診療の進歩は本当に日進月歩で，最新知識に追いついていくことは大変です。ここ数年だけでも，限局癌に対する監視療法やロボット支援手術の普及，去勢抵抗性癌に対する複数の新規薬剤の登場などがありました。2016年に4年ぶりに改訂された我が国の前立腺癌診療ガイドラインは非常に整理されていて参考になると思います。本来，泌尿器科医であれば，関係する全てのガイドラインを熟読して理解する必要があるのでしょうが，日常臨床や教育研究活動などもあって現実には難しいでしょう。本書は，多忙な中で，すぐに手に取って各章ごとにわかりやすく，Q&A形式で理解する目的で書かれたものです。教科書とは違って限られた紙面スペースの中で，前立腺癌の第一線で活躍されているエキスパートの先生方が工夫しながら執筆して下さいましたこと，また最新の内容をふくめて簡潔におまとめ頂いたことに深謝します。

　本書を手にとっていただいた先生，特に若い先生方にご理解頂きたいことは，本書は教科書ではないということです。疑問があれば必ず教科書やガイドラインの対応箇所を自ら熟読して頂きたいと思います。本書を一般的な前立腺癌診療の知識の整理の取掛りにすることはよいと思います。でももし担当患者さんなどを通じて困ったことや疑問に思ったりしたことがあれば，まずしっかり調べて，さらに指導医の先生によく聞いて，担当する患者さんへ最適な診療を心がけてください。

　冒頭に述べました通り，メジカルビュー社からは『前立腺癌のすべて』が発刊されています。必要に応じて，合わせてご愛読いただければと思います。なお，本書の出版にあたり，作成と編集についてご尽力いただきました榊原優子氏に感謝申し上げます。

2017年6月

鈴木啓悦

目次

I 疫学・予防

Q 1 わが国での前立腺癌の頻度はどれくらいですか？
　　　増えているとしたらなぜですか？ ……………………………… 本間之夫　12

Q 2 前立腺癌になりやすいのはどのような人
　　　（人種・遺伝など）ですか？ …………………………………… 鈴木基文　14

Q 3 日本人と欧米人の前立腺癌は生物学的に異なりますか？
　　　治療は違いますか？ ……………………………………………… 市川智彦　17

Q 4 食事や生活習慣で前立腺癌の予防はできますか？ ……………… 宮﨑 淳　19

Q 5 薬剤で前立腺癌の予防はできますか？ …………………………… 髙橋 悟　22

Q 6 偶発癌・ラテント癌とは何ですか？
　　　どのように取り扱うべきですか？ ……………………………… 木村高弘　24

Q 7 前立腺癌の自然史はどのようになっていますか？ ……… 福多史昌, 舛森直哉　27

II 検診・診断

Q 8 海外でのPSA検診のエビデンスは？
　　　PLCOとは？ ERSPCとは？ …………………………………… 沖原宏治　32

Q 9 わが国における前立腺癌検診の現状と，
　　　理想的な検診とは？ ………………………………… 柏木英志, 江藤正俊　35

Q 10 海外ではPSA検診を推奨しない国もありますが，
　　　前立腺癌検診は有益ですか？ …………………………………… 伊藤一人　38

Q 11 前立腺癌検診の経済性は？ ………………………………………… 康永秀生　41

Q 12 前立腺生検の適応はどのように考えるべきですか？ …… 井上高光, 羽渕友則　43

Q 13 前立腺生検の経路（経直腸／経会陰）と
　　　その臨床的な違いは？ ……………………………… 松岡 陽, 藤井靖久　47

Q 14 前立腺生検の部位と本数は決まっていますか？ ……… 深貝隆志, 森田 將　50

Q 15 PSA高値が続く患者の再生検はどのように考えるべきですか？ … 福原 浩　52

Q 16 前立腺癌の画像診断（MRI）の実際と問題点は？ ……………… 槇 靖　54

Q 17 前立腺癌の画像診断（CT，骨シンチグラフィ）の
　　　実際と問題点は？ ………………………………………………… 福森知治　57

Q 18 前立腺癌で期待される新たな画像診断とは？ …………………… 高橋 哲　60

Q 19 PSAは各種治療のモニタリングでどのように
使用すべきですか？ ……………………………… 藤本清秀，田中宣道 64

Q 20 PSA以外に有効な診断（バイオ）マーカーはありますか？ ……… 三宅秀明 67

Q 21 ISUP2014でGleason分類はどのように変わりましたか？ ……… 鷹橋浩幸 70

Q 22 これまでのGleasonスコアと新しいグレードグループ分類の
違いは？その意味は？ ……………………………………… 賀本敏行 73

Q 23 intraductal carcinoma of the prostate (IDC-P)
とは何ですか？ ……………………………………………… 都築豊徳 78

Q 24 リスク分類とノモグラムはどのように違いますか？
それぞれの長所・短所は？ ………………………………… 三塚浩二 80

Q 25 リスク分類にはどのようなものがありますか？ ……………… 横溝 晃 82

Q 26 リスク分類別の基本的な治療方針は？ ………………… 志田洋平，酒井英樹 84

Q 27 ノモグラムにはどのようなものがありますか？
どのように使えますか？ …………………………………… 黒岩顕太郎 88

Ⅲ 監視療法・根治療法

Q 28 監視療法と待機療法の違いは？ ……………………… 平間裕美，筧 善行 92

Q 29 監視療法はどのような患者に，どのように行うべきですか？ ……… 杉元幹史 96

Q 30 監視療法を行った患者の予後は？実際にどこまで
安全なのでしょうか？ ……………………………………… 古賀寛史 99

Q 31 前立腺全摘除術がふさわしい患者と放射線治療が
ふさわしい患者，どう違うのでしょうか？ ……………… 菊川忠彦，雑賀隆史 102

Q 32 前立腺全摘除術の各種術式の利点・欠点と
治療成績は異なるのでしょうか？ ………………………… 本田正史，武中 篤 104

Q 33 骨盤リンパ節廓清は必ず必要でしょうか？拡大廓清は
どのような患者にすべきですか？ ………………………… 松井喜之，藤元博行 108

Q 34 前立腺全摘除術の合併症とその対策は？ ………………… 市野 学，白木良一 111

Q 35 前立腺全摘除術後のフォローアップ・再発の定義と，
再発時の治療について教えてください。 …………………………… 大山 力 115

Q 36 放射線外照射の方法の違いについて教えてください。 ……………… 辻 比呂志 119

Q 37 放射線外照射のホルモン療法は
どのように併用すべきでしょうか？ ……………………… 中村和正，小西憲太 124

Q 38 放射線外照射の合併症とその対策は？ …………………………… 溝脇尚志 126

Q 39 放射線組織内照射の方法の違いについて
教えてください。 ………………………………………… 石川 仁，櫻井英幸 130

Q 40	放射線組織内照射はどこまで適応可能でしょうか？ ホルモン療法の併用は有効ですか？	吉岡靖生	134
Q 41	放射線組織内照射の合併症とその対策は？	蘆田真吾, 井上啓史	137
Q 42	放射線療法後のフォローアップ・再発定義と, 再発時の治療について教えてください。	萬 篤憲	140
Q 43	前立腺癌に対する focal therapy とは何ですか？	小路 直	144
Q 44	前立腺癌に対する focal therapy はどのような患者に向いているのでしょうか？	和久本芳彰, 堀江重郎	148
Q 45	前立腺癌の各種治療における QOL はどのように変化するのでしょうか？	荒井陽一	151

IV 薬物療法（ホルモン療法）

Q 46	LH-RH アゴニストと GnRH アンタゴニストはどのように違いますか（効果と副作用）？	鈴木和浩	156
Q 47	combined androgen blockade(CAB) はどこまで有効ですか？	神波大己	158
Q 48	ホルモン療法の副作用とその対策は？	土谷順彦	160
Q 49	間欠的ホルモン療法のよい適応と理想的なプロトコルは？	赤倉功一郎	163
Q 50	転移癌では, ホルモン療法にドセタキセルを最初から併用するとよいのでしょうか？	佐藤威文	166
Q 51	限局性前立腺癌に対するホルモン療法の位置付けは？	椎名浩昭	169
Q 52	転移癌では, 骨修飾薬をいつから使うべきでしょうか？	丸山 覚, 篠原信雄	172

V 薬物療法（去勢抵抗性前立腺癌）

Q 53	従来の2次ホルモン療法は, なぜ vintage drug と呼ばれるのでしょうか？もう使わないのですか？	納谷幸男	176
Q 54	アビラテロンとエンザルタミドの違い（機序・効果・副作用）を教えてください。	井川 掌	179
Q 55	タキサン系抗癌剤とは何ですか？	小坂威雄, 大家基嗣	183
Q 56	ドセタキセルとカバジタキセル, それぞれにふさわしい患者像を教えてください。	小坂威雄, 大家基嗣	186
Q 57	タキサン系抗癌剤（ドセタキセル・カバジタキセル）の副作用対策を教えてください。	井手久満	188

Q 58 ラジウム 223 はストロンチウム 89 と比べて何がよいのでしょうか？
どのような患者に使いますか？ ·················· 藤本祐未，松原伸晃　191

Q 59 ラジウム 223 と骨修飾薬などの併用は望ましいですか？ ·········· 髙橋俊二　193

Q 60 去勢抵抗性前立腺癌のモニタリングや治療変更は
どうすればよいでしょうか？
PSA だけのフォローで大丈夫ですか？ ················ 谷本竜太，那須保友　196

Q 61 去勢抵抗性前立腺癌に対する薬剤の使用手順の決定に
重要な因子は何ですか？ ·························· 神谷直人，鈴木啓悦　199

Q 62 CTC と AR-V7 って何ですか？どのように有効でしょうか？ ····· 桶川隆嗣　202

Q 63 M0 CRPC って何ですか？どのように治療しますか？ ·············· 上村博司　210

Q 64 骨転移に対して骨修飾薬（ゾレドロン酸，デノスマブ）は
どのように使用すべきでしょうか？
他の薬剤との併用は？ ···························· 赤松秀輔，小川 修　213

Q 65 去勢抵抗性前立腺癌のエンドポイントは全生存率（OS）
以外ありますか？ rPFS や SSE って何ですか？ ········ 泉 浩二，溝上 敦　215

Ⅵ 予後・緩和・救急・その他

Q 66 病期別の前立腺癌の予後はどれくらいですか？ ········· 吉村一宏，植村天受　220

Q 67 去勢抵抗性前立腺癌や転移癌に対する
局所放射線療法は有効ですか？ ·· 原 勲　224

Q 68 oligometastasis の定義は？
積極的な治療は有効ですか？ ························ 矢野晶大，川上 理　226

Q 69 骨転移による疼痛対策を具体的に教えてください。······ 川股知之，栗山俊之　228

Q 70 骨転移による脊髄麻痺はどのように
対処すべきですか？ ································ 植村元秀，野々村祝夫　232

Q 71 進行性前立腺癌の尿路合併症（血尿，排尿困難）は
どのように対処すべきですか？ ·· 西村和郎　235

Q 72 高齢前立腺癌患者の評価と治療の注意点は？ ···························· 二瓶直樹　238

索引 ··· 240

執筆者一覧

● 編集

鈴木啓悦　　東邦大学医療センター佐倉病院泌尿器科教授

● 執筆者（掲載順）

本間之夫	日本赤十字社医療センター院長	藤本清秀	奈良県立医科大学泌尿器科学教授
鈴木基文	東京逓信病院泌尿器科部長	田中宣道	奈良県立医科大学泌尿器科学准教授
市川智彦	千葉大学大学院医学研究院泌尿器科学教授	三宅秀明	浜松医科大学泌尿器科学教授
宮﨑　淳	国際医療福祉大学医学部腎泌尿器外科主任教授	鷹橋浩幸	東京慈恵会医科大学病理学講座准教授
髙橋　悟	日本大学医学部泌尿器科学系泌尿器科学分野主任教授	賀本敏行	宮崎大学医学部発達泌尿生殖医学講座泌尿器科学分野教授
木村高弘	東京慈恵会医科大学泌尿器科講師	都築豊徳	愛知医科大学病院病理診断科教授
福多史昌	札幌医科大学医学部泌尿器科学講座	三塚浩二	東北大学大学院医学系研究科泌尿器科学講師
舛森直哉	札幌医科大学医学部泌尿器科学講座教授	横溝　晃	医療法人原三信病院泌尿器科
沖原宏治	京都府立医科大学大学院医学研究科泌尿器外科学准教授	志田洋平	長崎大学大学院医歯薬学総合研究科泌尿器科学
柏木英志	九州大学大学院医学研究院泌尿器科学分野	酒井英樹	長崎大学大学院医歯薬学総合研究科泌尿器科学教授
江藤正俊	九州大学大学院医学研究院泌尿器科学分野教授	黒岩顕太郎	宮崎県立宮崎病院泌尿器科部長
伊藤一人	群馬大学大学院医学系研究科泌尿器科学准教授	平間裕美	KKR高松病院女性泌尿器科医長
康永秀生	東京大学大学院医学系研究科公共健康医学専攻臨床疫学・経済学教授	筧　善行	香川大学医学部泌尿器・副腎・腎移植外科教授
		杉元幹史	香川大学医学部泌尿器・副腎・腎移植外科准教授
井上高光	秋田大学大学院医学系研究科腎泌尿器科学准教授	古賀寛史	青州会クリニック泌尿器科診療部長
羽渕友則	秋田大学大学院医学系研究科腎泌尿器科学教授	菊川忠彦	愛媛大学大学院医学系研究科泌尿器科学准教授
松岡　陽	東京医科歯科大学大学院医歯総合研究科腎泌尿器外科学講師	雑賀隆史	愛媛大学大学院医学系研究科泌尿器科学教授
藤井靖久	東京医科歯科大学大学院医歯総合研究科腎泌尿器外科学教授	本田正史	鳥取大学医学部器官制御外科学講座腎泌尿器学分野准教授
深貝隆志	昭和大学江東豊洲病院泌尿器科教授	武中　篤	鳥取大学医学部器官制御外科学講座腎泌尿器学分野教授
森田　將	昭和大学江東豊洲病院泌尿器科講師	松井喜之	国立がん研究センター中央病院泌尿器・後腹膜腫瘍科病棟医長
福原　浩	東京大学大学院医学系研究科泌尿器外科学准教授	藤元博行	国立がん研究センター中央病院泌尿器・後腹膜腫瘍科科長
楫　靖	獨協医科大学放射線医学主任教授	市野　学	藤田保健衛生大学医学部腎泌尿器外科学講師
福森知治	徳島大学大学院医歯薬学研究部泌尿器科学分野講師	白木良一	藤田保健衛生大学医学部腎泌尿器外科学主任教授
高橋　哲	神戸大学医学部附属病院放射線部特命教授	大山　力	弘前大学大学院医学研究科泌尿器科学教授

辻 比呂志	放射線医学総合研究所重粒子線医科学センター病院治療課長	大家基嗣	慶應義塾大学医学部泌尿器科学教授
中村和正	浜松医科大学医学部放射線腫瘍学講座教授	井手久満	獨協医科大学越谷病院泌尿器科准教授
小西憲太	浜松医科大学医学部放射線腫瘍学講座	藤本祐未	国立がん研究センター東病院乳腺・腫瘍内科
溝脇尚志	京都大学大学院医学研究科放射線腫瘍学・画像応用治療学教授	松原伸晃	国立がん研究センター東病院乳腺・腫瘍内科
石川 仁	筑波大学医学医療系臨床医学域放射線腫瘍学准教授	髙橋俊二	がん研究会有明病院総合腫瘍科部長
櫻井英幸	筑波大学医学医療系臨床医学域放射線腫瘍学教授	谷本竜太	岡山大学大学院医歯薬学総合研究科泌尿器病態学
吉岡靖生	がん研究会有明病院放射線治療部高精度放射線治療担当部長	那須保友	岡山大学大学院医歯薬学総合研究科泌尿器病態学教授
蘆田真吾	高知大学医学部泌尿器科学講師	神谷直人	東邦大学医療センター佐倉病院泌尿器科准教授
井上啓史	高知大学医学部泌尿器科学教授	鈴木啓悦	東邦大学医療センター佐倉病院泌尿器科教授
萬 篤憲	国立病院機構東京医療センター放射線科医長	桶川隆嗣	杏林大学医学部泌尿器科学教授
小路 直	東海大学医学部付属八王子病院泌尿器科准教授	上村博司	横浜市立大学附属市民総合医療センター泌尿器・腎移植外科教授
和久本芳彰	順天堂大学大学院医学研究科泌尿器外科学准教授	赤松秀輔	京都大学大学院医学研究科泌尿器科学
堀江重郎	順天堂大学大学院医学研究科泌尿器科学教授	小川 修	京都大学大学院医学研究科泌尿器科学教授
荒井陽一	東北大学大学院医学系研究科泌尿器科学教授	泉 浩二	金沢大学大学院医薬保健学総合研究科泌尿器集学的治療学講師
鈴木和浩	群馬大学大学院医学系研究科泌尿器科学教授	溝上 敦	金沢大学大学院医薬保健学総合研究科泌尿器集学的治療学教授
神波大己	熊本大学大学院生命科学研究部泌尿器科学分野教授	吉村一宏	近畿大学医学部泌尿器科学教授
土谷順彦	山形大学医学部腎泌尿器外科学教授	植村天受	近畿大学医学部泌尿器科学主任教授
赤倉功一郎	JCHO東京新宿メディカルセンター副院長・泌尿器科部長	原 勲	和歌山県立医科大学泌尿器科教授
佐藤威文	北里大学医学部泌尿器科准教授／佐藤威文前立腺クリニック院長	矢野晶大	埼玉医科大学総合医療センター泌尿器科講師
椎名浩昭	島根大学医学部泌尿器科学教授	川上 理	埼玉医科大学総合医療センター泌尿器科准教授
丸山 覚	北海道大学大学院医学研究科腎泌尿器外科学分野講師	川股知之	和歌山県立医科大学麻酔科学教授
篠原信雄	北海道大学大学院医学研究科腎泌尿器外科学分野教授	栗山俊之	和歌山県立医科大学麻酔科学講師
納谷幸男	帝京大学ちば総合医療センター泌尿器科教授	植村元秀	大阪大学大学院医学系研究科器官制御外科学泌尿器科講師
井川 掌	久留米大学医学部泌尿器科主任教授	野々村祝夫	大阪大学大学院医学系研究科器官制御外科学泌尿器科教授
小坂威雄	慶應義塾大学医学部泌尿器科学講師	西村和郎	大阪国際がんセンター泌尿器科主任部長
		二瓶直樹	みはま病院泌尿器科

I

疫学・予防

Q1

I 疫学・予防

わが国の前立腺癌の頻度はどれくらいですか？増えているとしたらなぜですか？

2015年の短期予測で罹患数は年間98,400人（男性癌の1番目），死亡数は年間12,200人（6番目）である。罹患の急増の理由は不明で，高齢者の増加やPSA測定の普及だけでは説明困難である。

わが国の前立腺癌の頻度

わが国の前立腺癌罹患数は，国立がん研究センターによる2015年の短期予測では年間98,400人（男性癌の1番目）である[1]。昭和60年基準の年齢調整罹患率でみると，2011年には66.8で，胃癌（80.4），大腸癌（67.2）に次いで3番目であった。2000年の年齢調整罹患率が22.9であったので，10年で罹患率は約3倍に増加したことになる。前立腺癌死亡数は，同じく2015年の短期予測では年間12,200人（男性癌の6番目）である。年齢調整死亡率は2000年の8.6をピークとして2005年まで横ばいでそれ以降やや減少している（2014年で7.3）。

また，ラテント癌の頻度は，人種間の差は小さく20〜30％程度とされていた。しかしわが国の単一施設からの報告で，ラテント癌の頻度が1983〜1989年の20.8％から2008〜2013年には43.3％に増加したとされている[1]。

罹患率の急激な増加の原因

わが国の前立腺癌の罹患率の急激な増加は，高齢者の増加やPSA測定の普及だけでは説明が困難で，前立腺癌の発生自体が増加している可能性がある．臓器の酸化ストレスは前立腺癌の発癌を促進するので 表1 ，この間にみられたメタボリックシンドロームの急増が前立腺癌の急増に関与しているのかもしれない．

	基準食	1%コレステロール食
コレステロール (μmol/g)	7.15 ± 0.15$	7.70 ± 0.36
尿酸 (nmol/g)	107 ± 5	49.4 ± 8.3*
ビタミンC (nmol/g)	496 ± 41	47.2 ± 7.8*
ビタミンE (nmol/g)	36.4 ± 6.9	30.2 ± 2.4
コエンザイムQ-9 酸化率 (%)	14.2 ± 0.6	28.9 ± 2.6*
前立腺癌	1 (4%)	7 (26%)+

$mean ± standard error, +p = 0.023, *p < 0.01.

雄ACI/Segラット(25〜26頭)を基準食か1%コレステロール食で80週間飼育し，前立腺組織内の物質の濃度を測定した．尿酸とビタミンCの低下およびコエンザイムQ-9酸化率上昇は組織中の酸化ストレスを示す．最下行の前立腺癌の発生率は，別のラット(27〜28頭)を100週まで飼育して検討した．

(Homma Y, et al.: Promotion of carcinogenesis and oxidative stress by dietary cholesterol in rat prostate. Carcinogenesis 2004; 25: 1011-1014. より引用改変)

表1 高コレステロール食による前立腺組織の酸化ストレスと前立腺発癌

文献

1) Kimura T, et al.: Time Trends in Histological Features of Latent Prostate Cancer in Japan. J Urol 2016; 195: 1415-1420.

Q2 前立腺癌になりやすいのはどのような人（人種・遺伝など）ですか？

Ⅰ　疫学・予防

前立腺癌の罹患率は地理的にも人種的にもアジアで最も低い。前立腺癌では乳癌／卵巣癌のように浸透度の高い遺伝子変異は報告されていないが，人種を問わず年齢と家族歴は前立腺癌のリスク因子である。

地理的・人種的罹患率

　前立腺癌年齢調整罹患率（対10万人）を高い順に列挙すると，オセアニア，北アメリカ，西ヨーロッパ，北ヨーロッパ，西アジア，東南アジア，東アジアであり，地理的にはアジア地域で低い 図1 。人種別には黒人＞白人＞アジア人の順に多く，生涯罹患率はアジア人で13人に1人，白人で8人に1人，黒人で4人に1人と推定されている。米国ハワイ州に移住した日本人の前立腺癌罹患率は，白人とアジア人の中間という報告もあり，環境や食生活を含む生活習慣などの後天的要因も関与している。

遺伝的背景

　前立腺癌は家族内発生することが知られている。日本人を含む国際的なメタアナリシスの結果，そのリスク比は約2～4倍である 表1 。前立腺癌罹患リスクと関連する遺伝子多型は100個以上，さらに遺伝子座は8q24を筆頭に約60カ所に及ぶが，1つ1つのリスク比は1.5未満であり浸潤度は高くない。遺伝子多型のアレル頻度には人種差があり，ある人

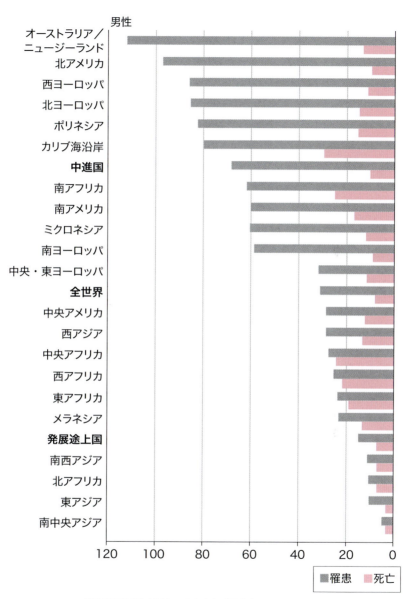

[GLOBOCAN 2012, IARC より引用改変:http://globocan.iarc.fr/Pages/fact_sheets_cancer.aspx (accessed on December 25, 2016)]

図1 対10万人当たりの前立腺癌年齢調整罹患率

種ではリスクとなる遺伝子多型も別の人種では有意差を認めないこともある。複数の遺伝子多型を調べて前立腺癌の罹患リスクを個別に評価する遺伝子検査キットが商業ベースで普及し始めているが，人種別にキットをカスタマイズする必要がある。

リスクグループ	相対リスク（95%信頼区間）
罹患した第一度近親者が1人いる	2.48（2.25〜2.74）
診断時年齢が65歳未満で罹患した第一度近親者が複数いる	2.87（2.21〜3.74）
診断時年齢が65歳以上で罹患した第一度近親者が複数いる	1.92（1.49〜2.47）
前立腺癌の父親がいる	2.35（2.02〜2.72）
前立腺癌の兄弟が1人または複数いる	3.14（2.37〜4.15）
罹患した第一度近親者が複数いる	4.39（2.61〜7.39）
罹患した第二度近親者が複数いる	2.52（0.99〜6.46）

(Kiciński M, et al.: An epidemiological reappraisal of the familial aggregation of prostate cancer: A meta-analysis. PLoS One 2011; 6 (10): e27130. より引用改変)

表1 前立腺癌の家族歴と罹患リスク

Q3 日本人と欧米人の前立腺癌は生物学的に異なりますか？治療は違いますか？

I　疫学・予防

前立腺癌の罹患率の違いやラテント癌の大きさの違いなどから遺伝学的にも生物学的にも異なると考えられる。性機能温存やホルモン療法に対する考え方の違いから選択される治療にも違いがあると考えられる。

生物学的特徴

　ハワイ在住の日系人における前立腺癌の頻度は日本在住の日本人とハワイ在住の白人の中間である。これは，両者の遺伝学的な違いだけでなく，食生活や環境因子による発癌や増殖の違いを示唆するものである。アンドロゲン受容体のCAG繰り返し配列が短いほうがテストステロンの感受性が高いとされているが，日本人では長い割合のほうが多く，欧米人との違いがみられる。ラテント癌の頻度に差はないが，日本人ではその腫瘍径が小さい 表1 。ただし，従来との比較では日本人においてもラテント癌の腫瘍径が大きくなっている。

治療の特徴

　海外との比較で日本人の性交頻度は飛び抜けて低く，治療の選択に影響していると考えられる。前立腺全摘で神経温存を希望する頻度が低いことや，限局癌であっても手術療法や放射線療法と並んでホルモン療法が主要な治療の1つとなっていることが特徴である。

- ラテント癌の腫瘍径が小さい
- CAG繰り返し配列の長いアンドロゲン受容体のほうが多い
- 臨床癌の頻度が低い

表1 日本人における前立腺癌の生物学的特徴

- 限局癌においても主要な治療法の1つである
- 複合アンドロゲン遮断(CAB)療法が多い
- QOL調査では性負担感がむしろ改善する
- 欧米人に比較して有効性が高い
- 欧米人に比較して有害事象が少ない

表2 日本人における前立腺癌に対するホルモン療法の特徴

　欧米ではLH-RHアゴニストやGnRHアンタゴニストを単独で用いることが多いが，わが国では抗アンドロゲン薬を併用する複合アンドロゲン遮断(combined androgen blockade；CAB)療法のほうが多い。ハワイ在住の白人と日系人の比較において，ホルモン療法の効果は日系人のほうが高いことが示されている。ホルモン療法による有害事象は，欧米人よりも日本人のほうが少ない。ホルモン療法を受けた日本人に対するQOL調査では，性機能の低下にもかかわらず，性負担感はむしろ改善したとの興味深い報告もある **表2**。

　欧米人のデータで作成したノモグラムや，PSA監視療法の適応基準などをそのまま日本人にあてはめるよりも，日本人のデータで作成したものを用いるほうがより正しく判定できる。このことからも，両者の違いを説明できる。

- わが国では限局癌でもホルモン療法が主要な治療の1つである。
- わが国では複合アンドロゲン遮断(CAB)療法が多い。
- 日本人ではホルモン療法による有効性が高く有害事象は少ない。

Q4 食事や生活習慣で前立腺癌の予防はできますか？

食生活では，ドコサヘキサエン酸やエイコサペンタエン酸などの摂取が前立腺癌予防に影響すると報告がある。また，肥満と前立腺癌の関連も指摘されており，ライフスタイルの改善が前立腺癌予防に有効かもしれない。

食事は前立腺癌に影響するか？

疫学的研究から，高脂肪食は前立腺癌を促進させる食品としてあげられ，症例対照研究およびコホート研究における結果は一貫している。動物性脂肪に含まれる飽和脂肪酸は血清アンドロゲンを増加させるため，前立腺癌のリスクを高めるとされているが，他の要因も提唱されている。

ヒト生体内で合成できない必須脂肪酸である多価不飽和脂肪酸は，食事から摂取する必要がある。代表的なものとしてω-3脂肪酸のうち魚類に多く含まれるドコサヘキサエン酸（docosahexaenoic acid；DHA）とエイコサペンタエン酸（eicosapentaenoic acid；EPA）あるいはω-6脂肪酸のリノレン酸などがあげられる 表1 。ω-3多価不飽和脂肪酸やω-6多価不飽和脂肪酸は，前立腺癌細胞の増殖を抑制することが示されている。6,272人のスウェーデン人男性を30年間経過観察した疫学研究では，魚を多く摂取する男性と比べて魚をほとんど摂取しない男性は前立腺癌の発症リスクが高く（相対危険度：2.3，95% CI：1.2〜4.5），前立腺癌による死亡リスクも高かった（相対危険度：3.3，95% CI：1.8〜6.0）[1]。525

人のスウェーデン人男性を対象にした研究では，ω-3DHAを摂取すると前立腺癌死亡率が40％低下し，飽和ミリスチン酸などの飽和脂肪酸を摂取すると前立腺癌の生存率を悪化するとされる[2]。しかし，ω-3脂肪酸と前立腺癌の予防との関連性については，あいまいな部分もあり，さらに最近の報告では相反する結果も出ており，現状ではその関係は明確ではない。

種類			主な脂肪酸名	多く含む食品例	働き
飽和脂肪酸 動物の脂肪に多い			パルミチン酸	牛や豚の脂，バター	エネルギー源となる。コレステロール中性脂肪を増やす
			ステアリン酸	牛や豚の脂	
			ミリスチン酸	ヤシ油	
			ラウリン酸	ヤシ油，ココナッツ油	
不飽和脂肪酸 植物や魚に多い	一価不飽和脂肪酸	ω-9 脂肪酸	オレイン酸	オリーブ油，菜種油	心臓病，癌の発病低下
	多価不飽和脂肪酸	ω-6 脂肪酸	リノール酸	コーン油，菜種油，オリーブ	コレステロール低下
			アラキドン酸	レバー，卵白，あわび	血圧調節
			γ-リノレン酸	月見草油	血糖値，血圧低下
		ω-3 脂肪酸	α-リノレン酸	しそ油，えごま油	アレルギー予防
			EPA（エイコサペンタエン酸）	さば，いわし，さんま	中性脂肪低下
			DHA（ドコサヘキサエン酸）	かつお，まぐろ，さわら，うなぎ	血圧降下作用

表1 脂肪酸の分類

肥満は前立腺癌に影響するか？

肥満は前立腺癌の発症に関与していることが知られてきている。Prostate Cancer Prevention Trial では BMI 25kg/m^2 以下の男性と比較すると，BMI 30kg/m^2 以上の男性では低リスク前立腺癌に罹患するリスクは18％低いが，Gleason スコア8〜10の高リスク前立腺癌では78％増加することが示された。疫学における68,000人以上の男性を対象としたメタ解析による観察研究では，BMI の増加は前立腺癌全体の発症リスクとしては5kg/m^2 の BMI 増加に対して相対リスク1.05倍という弱い相関性を認めるのみであるが，この関係は進行前立腺癌ではさらに強くなる[3]。

現時点での一般的な見解は，肥満は悪性度の低い前立腺癌と診断されるリスクを低下させるが，悪性度の高い前立腺癌の発症と前立腺癌死のリスクを高めると考えられている。

- 前立腺癌の罹患率には民族や地域間で大きな差がある。
- 古くから日本人の前立腺癌の罹患率は欧米のそれより非常に低いものであったが，米国へ移住した日本人の前立腺癌の罹患率は日本に住む日本人と米国に住む米国人の中間になることが知られている。このことより環境因子が前立腺癌のリスクを高めていることが推測されるが，生活環境要因の研究においては交絡因子によるバイアスが発生しやすく，さらなる詳細な検討が必要である。

文献

1) Terry P, et al.: Fatty fish consumption and risk of prostate cancer. Lancet 2001; 357(9270): 1764-1766.
2) Epstein MM, et al.: Dietary fatty acid intake and prostate cancer survival in Orebro County, Sweden. Am J Epidemiol 2012; 176(3): 240-252.
3) Allott EH, et al.: Obesity and prostate cancer: weighing the evidence. Eur Urol 2013; 63(5): 800-809.

Ⅰ　疫学・予防

薬剤で前立腺癌の予防はできますか？

無作為化比較試験などにより，5α還元酵素は有意な前立腺癌罹患率減少効果を認めたが，悪性度の高い癌を増加させる可能性を完全に否定することはできない。生存率への有意な効果や影響は現時点ではないと考えられる。

5α還元酵素阻害薬の前立腺癌予防効果

　5α還元酵素はテストステロンを活性型のジヒドロテストステロン（DHT）に変換することで前立腺癌の発生に関与するとされる。5α還元酵素には1型と2型があり，5α還元酵素阻害薬であるフィナステリドは2型のみ，デュタステリドは1，2型両方の作用を阻害する。これまで5α還元酵素阻害薬の前立腺癌予防効果について多くの研究がなされてきた。

● フィナステリド

　フィナステリドについては，2003年に大規模無作為化比較試験（PCPT）が報告された。55歳以上の男性18,882人における7年間の経過観察中の前立腺癌罹患率を比較したところ，フィナステリド投与群で18.4％，プラセボ群で24.4％であり，フィナステリドの予防投与で24.8％の減少効果を認めた。しかし，減少したのはGleasonスコア≦6の癌であり，Gleasonスコア7〜10の癌罹患率はフィナステリド投与群で6.4％，プラセボ群で5.1％と増加していた（p＝0.005）。その後この理由の解析が行われ，前立腺体積減少の影響などが指摘された。しかしASCO（米国臨

床腫瘍学会）と AUA（米国泌尿器科学会）合同の systematic review は，フィナステリド投与が悪性度の高い癌の発生を増加させる可能性を完全に否定することはできないとした。

● デュタステリド

デュタステリドについては，REDUCE study の結果が 2010 年に報告された。8,122 人における 4 年間の経過観察中の前立腺癌罹患率をプラセボ群と比較したところ，デュタステリド投与群で 22.8％の罹患率減少を認めた（p＜0.001）。ただし，減少したのはやはり Gleason スコア≦6 の癌であり，modified Gleason scale を採用した場合の Gleason スコア 8〜10 の癌罹患率は，デュタステリド投与群で 1.0％，プラセボ群で 0.5％（相対リスク 2.06）と有意に多かった。

一方，5α還元酵素阻害薬を前立腺肥大症治療薬として服用した実臨床データに関する報告がある。米国での 38,058 人の前向き観察研究では，5α還元酵素阻害薬服用歴のある場合，全前立腺癌罹患リスクは 0.77 と減少したが，Gleason スコア 8〜10 癌や致死的癌（metastatic or fatal）の発生リスクは減少も増加もしなかった（相対リスク，それぞれ 0.97, 0.99）。

5α還元酵素阻害薬の生存率への効果

癌予防薬の最も重要なエンドポイントは死亡率減少効果である。前述の PCPT 後の観察研究では，フィナステリド群とプラセボ群の 15 年全生存率はそれぞれ 78.0％, 78.2％で，両群間に有意差を認めなかった（ハザード比 1.02, p＝0.46）。また英国での前立腺癌患者 13,892 人を最長 12 年間（平均 4.5 年）観察した後ろ向きコホート研究では，前立腺癌診断前の 5α還元酵素阻害薬の服用歴は前立腺癌死亡率（ハザード比 0.96）ならびに全死亡率（ハザード比 1.05）と有意な相関は認められなかった。これより，現時点では 5α還元酵素阻害薬の生存率への有意な効果や影響はないと考えられる。

Point　前立腺癌を薬剤で予防することはできない。

Q6 偶発癌・ラテント癌とは何ですか？どのように取り扱うべきですか？

I　疫学・予防

臨床的に疑う所見がなく，他疾患の手術検体で発見された癌を偶発癌，死後病理解剖により診断された癌をラテント癌という。これらの頻度は，前立腺癌罹患率の人種差や経時的変化の指標と考えられている。

前立腺癌における偶発癌・ラテント癌

　ラテント癌とは，生前，臨床的に疑う所見がなく，死後の病理解剖により初めて診断された癌である。偶発癌は，臨床的に指摘されていなかったが，他疾患の治療のために切除された組織の検索で偶然発見された癌であり，前立腺癌では膀胱癌に対する膀胱全摘標本において診断される。

　緩徐に成長し，長い自然史をもつ前立腺癌はラテント癌・偶発癌が多い癌として知られ，古くから研究の対象となってきた。ラテント癌・偶発癌の頻度は，医療統計上の罹患率に比べ検診などの影響を受けにくいことから，前立腺癌罹患率の人種差や経時的変化を知る手がかりとなると考えられている。

前立腺ラテント癌の頻度

　2008～2011年に病理解剖が行われたロシア人と日本人の前向き研究の結果では，前立腺ラテント癌の頻度はロシア人で37.3％，日本人で35％と有意差を認めず，臨床的有意な癌もアジア人に多いという結果で

あった 表1 [1]。さらに，わが国の同一施設での 1983〜1987 年と 2008〜2013 年におけるラテント癌の比較では，前者が 20.8％であったのに対し後者では 43.3％と有意に増加しており，さらに腫瘍体積も有意に増大していた 図1 [2]。

これらの結果より，現代の日本人における前立腺ラテント癌の頻度は増加し，欧米人に近づいている可能性が示唆されている。

	日本人	ロシア人	計	p
症例数	100	220	320	
年齢（歳）中央値（範囲）	68.5 (24〜89)	62.5 (22〜80)	64.4 (22〜89)	<0.001
前立腺容量（g）中央値（範囲）	31.9 (10.2〜144.5)	40 (13.2〜150.6)	37.5 (10.2〜150.6)	0.001
ラテント癌（％）	35(35％)	82(37.3％)	117(36.6％)	0.70
Gleason スコア 7〜10(％)	18(51.4％)	19(23.2％)	37(31.6％)	0.003
前立腺癌容量（cm^3）中央値（範囲）	0.42 (0.009〜2.57)	0.25 (0.0052〜2.52)	0.3 (0.0052〜2.57)	0.2
pT3(％)	4(11.5％)	9(10.98％)	13(11.1％)	0.94

（文献 1）より一部改変して引用）

表1 日本人とロシア人における前立腺ラテント癌の比較（2008〜2011 年）

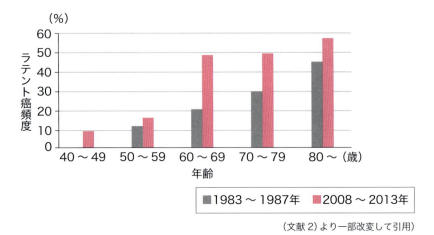

図1 同一施設における年齢階層別ラテント癌頻度の変化

（文献2）より一部改変して引用）

文献

1) Zlotta AR, et al.: Prevalence of prostate cancer on autopsy: cross-sectional study on unscreened Caucasian and Asian men. J Natl Cancer Inst 2013; 105(14): 1050-1058.
2) Kimura T, et al.: Time Trends in Histological Features of Latent Prostate Cancer in Japan. J Urol 2016; 195(5): 1415-1420.

I 疫学・予防

前立腺癌の自然史はどのようになっていますか？

pre-PSA時代，PSA時代における10年の前立腺癌死亡率はそれぞれ15〜20%，10%以下である。PSA時代において，12年の観察期間では，早期治療介入による前立腺癌死亡率低下の有効性は示されていない。

　前立腺癌の自然史研究は，限局癌に対し早期治療介入を行った群と無治療経過観察群（あるいは治療遅延群）の2群に分けて行った比較研究の，無治療群の結果が引用されることが多い。無治療経過観察群における主な評価項目は，全生存期間や前立腺癌死亡率であるが，その他，有症状となり治療が必要になるまでの期間，転移が認められるまでの期間が評価項目となる 表1 。また，限局癌の自然史研究については，その発見の契機にPSAが用いられた時代かどうかで結果に差が認められる。

　pre-PSA時代の研究結果では，限局性前立腺癌に対し，長期の観察を行ったとしても，治療を必要としない症例がいる事実が明らかになった。その一方で，SPCG-4（スカンジナビア前立腺癌グループ研究4）の結果では，65歳未満の症例や中間リスクの症例において，観察期間が長くなるにつれ，早期の治療介入の前立腺癌死に対する有効性が示されるようになってきた。PSA時代においては，PSAによりpre-PSA時代よりも6〜13年早く前立腺癌が見つかると考えられており，PIVOT試験に示されるように，12年程度の観察期間では治療介入を行った群と経過観察群では早期の治療による利益が認められていない。

① pre-PSA 時代

著者		Johansson	Adolfsson	Bill-Axelson (SPCG-4)	Albertsen	Chadok
試験デザイン		前向き	前向き	前向き	後ろ向き, population-based	後ろ向き
観察期間, 中央値(年)		(≦32年)	24	13.4 (≦23年)	24	6.5
症例登録時期		1977〜1984	1978〜1982	1989〜1999	1971〜1984	1985〜
n		223	112	348	767	828
年齢基準(歳)		−	−	<75	55〜74	−
PSA 基準 (ng/mL)		−	−	−	−	−
登録症例の年齢中央値(歳)		72 (平均)	68	65 (平均)	69	69
10年	PFS ADT 導入率 MFS 死亡率 PCa 死亡率		43% 74% 47% 15%			26〜81% 13〜66%
12年	MFS 死亡率 PCa 死亡率					
15年	PFS MFS 死亡率 PCa 死亡率	48% 89% 20%	25% 53% 76% 42%			
18年	ADT 導入率 MFS 死亡率 PCa 死亡率			67% 62% 69% 29%		
20年	PFS MFS 死亡率 PCa 死亡率	35% 89% 42%	13% 37% 91% 68%		94% 29%	
25年	PFS 死亡率 PCa 死亡率	35% 96% 54%				

PFS : progression free survival
ADT : androgen deprivation therapy
MFS : metastatic free survival
PCa : prostate cancer
SPCG-4 : Scandinavian Prostate Cancer Study Number 4

表1 前立腺癌の自然史研究に関する報告一覧
（無治療経過観察群あるいは治療遅延群のみの結果を掲載）

② PSA 時代

著者	Wilt (PIVOT)	Hamdy (ProtecT)	Lu-Yao
試験デザイン	前向き	前向き	後ろ向き, population-based
観察期間, 中央値（年）	10	10	8.3
症例登録時期	1994〜2002	1999〜2009	1992〜2002
n	367	545	14,516
年齢基準（歳）	≦75	50〜69	>65
PSA 基準 (ng/mL)	<50	—	—
登録症例の年齢中央値（歳）	67（平均）	62	78
10年 PFS / ADT 導入率 / MFS / 死亡率 / PCa 死亡率		1%	60〜83% / 57〜60% / 6%
12年 MFS / 死亡率 / PCa 死亡率	89% / 44% / 7%		
15年 PFS / MFS / 死亡率 / PCa 死亡率			
18年 ADT 導入率 / MFS / 死亡率 / PCa 死亡率			
20年 PFS / MFS / 死亡率 / PCa 死亡率			
25年 PFS / 死亡率 / PCa 死亡率			

PIVOT：Prostate Cancer Intervention versus Observation Trial
ProtecT：Prostate Testing for Cancer and Treatment

II

検診・診断

海外でのPSA検診のエビデンスは？PLCOとは？ERSPCとは？

Ⅱ 検診・診断

PSA検診の有効性（前立腺癌死亡率の低下）は，無作為割り付け試験（RCT）で評価されている。しかし，海外の複数のRCT結果は一致しない。代表的なRCTがPLCOとERSPCである。RCT研究のデザインの質の査定が重要である。

海外におけるPSA検診の有効性評価

　PSA検診の有効性評価にはコホート研究，症例対照研究などがあるが，最もエビデンスの高い研究がRCTである。過去のRCT研究の受診者数を総和し，検診勧奨群と勧奨しないコントロール群の前立腺癌死亡数から統計学的にPSA検診勧奨によって前立腺癌死亡の低下（有意差）があるかを解析した，メタアナリシス（コクランデータベース）が論文化された 表1 。

　5つの過去のRCT総計結果では，PSA検診勧奨による前立腺癌死亡低下効果は否定的であった。しかしながら，個々のRCT研究の質を解析すると，診断精度が低いものや，コントロール群の過去のPSA検査の既往が多い（コンタミネーション）RCTも含まれている。AUA（米国泌尿器科学会）のガイドラインでは，研究の質の観点からPLCOと比べERSPCは一段高い格付けとなっている。EAU（欧州泌尿器科学会）の論文では，最も高い質を有するRCTはERSPCとスウェーデンのイエテボリ研究（ 表1 には含まれていない）であると報告されている。

RCTの名称	対象年齢	スクリーニング群 癌死数/受診者数	コントロール群 癌死数/受診者数	risk ratio (95% CI)
ケベック	45歳以上	153/31,133	75/15,353	1.01 (0.76〜1.33)
ERSPC	50歳以上	364/82,816	522/99,183	0.84 (0.73〜0.95)
ノルコーピング	50歳以上	30/1,494	130/7,532	1.16 (0.79〜1.72)
PLCO	55歳以上	98/38,340	85/38,345	1.15 (0.86〜1.54)
ストックホルム	55歳以上	53/2,374	506/24,772	1.09 (0.83〜1.45)
総計		698/156,157	1,318/185,185	1 (0.86〜1.17)

(コクランデータベースを改変)

表1 PSA検診におけるRCT研究のメタアナリシス

PLCO, ERSPCとは

最近に報告され，対象症例数が多いRCT研究が米国のPLCOと欧州8カ国で行ったERSPCである．2つのRCTの概要を 表2 にまとめた．

	PLCO	ERSPC
正式名称	Prostate, Lung, Colorectal and Ovarian Cancer Screening Trial	European Randomized Study of Screening for Prostate Cancer
対象地域	米国（11カ所のスクリーニングセンター）	8カ国のスクリーニングセンター（ベルギー，フィンランド，フランス，オランダ，スペイン，スウェーデン，イタリア，スイス）
対象年齢（歳）	55〜74	50〜
スクリーニング群/コントロール群（人）	38,350/38,355	126,219/141,775
スクリーニング群のPSA測定間隔	PSA検査（基準値：4.0ng/mL）を6年間，直腸指診を4年間実施	スクリーニング群のPSA測定は4年間隔で実施（ベルギーは7年，スウェーデンは2年間隔）
評価指標	PSAと直腸指診併用検診の前立腺癌死亡率減少効果の検証	8カ国・国家間の前立腺癌死亡率の比較
死亡率低下効果の有無	なし	55〜69歳の2群間比較であり：11年の観察で，スクリーニング群はコントロール群と比べ，累積で21％の死亡率低下 さらに研究開始10〜11年の2年間のスクリーニング群の癌死リスクは38％低下（経時的に2群間の差が増大している）
研究への主な批判	コントロール群の研究開始前（3年間）のPSA既測定症例が44％（高いコンタミネーション）。RCT研究として破綻している	国家間の検診間隔が異なり，死亡率低下の程度にも相違がある

表2 PLCO研究とERSPC研究

Ⅱ 検診・診断

わが国における前立腺癌検診の現状と,理想的な検診とは?

前立腺癌検診は住民健診と人間ドックで主に行われている。住民健診では50歳以上を対象とすることが望ましく,人間ドックではPSA基礎値を40歳で測定し,その後も適切な受診間隔でPSA検査を受けることが望ましい。

わが国における前立腺癌検診の現状

現在のわが国における前立腺癌検診の実状は,住民健診と人間ドックが主である。住民健診で前立腺癌検診を実施している施設は増加しており,2006年度には71.2%の市町村で行われていたが,2015年度調査では83.0%まで上昇していた(公益財団法人前立腺癌研究財団による調査)。

人間ドック検診では,個人もしくは企業などと人間ドック検診施設との契約により一次検診が施行される。人間ドック検診では前立腺癌検診は多くがオプションで選択できるようになっており,9割以上の施設で検査可能となっている。検査項目としてはPSA単独が主であるが直腸診を併用している施設も3割程度占めている。

理想的な検診 図1

前立腺癌検診における理想は,①癌死亡率を低下させ,②低侵襲であり,かつ③費用対効果に優れることである。①に関してはERSPC(Q8のテーマ)において検診による有意な死亡率低下効果が示された。②PSA採血

で行われる検査であり，スクリーニングとしては低侵襲といえるだろう。③費用対効果（経済性）に関してはQ11で論じる。

　癌の発見を目的とした住民健診では50歳以上を受診対象とし，家族歴を有するなどの場合では40歳以上とすることが望ましく，また人間ドックなどの受益者負担の場合では，ハイリスク群の同定のために40歳からの受診が推奨される。

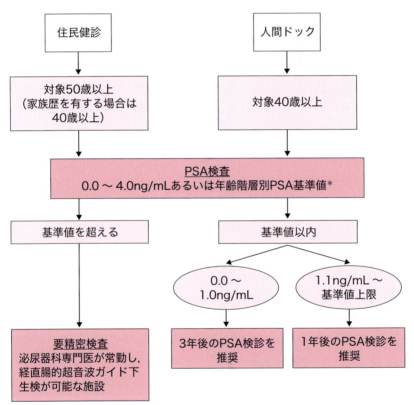

*64歳以下：0.0〜3.0ng/mL，65〜69歳：0.0〜3.5ng/mL，70歳以上：0.0〜4.0ng/mL
（前立腺がん検診ガイドライン2010年増補版より一部改変）

図1 前立腺癌検診のアルゴリズム例

PSAカットオフ値上限は4.0ng/mLに設定されているが，年齢階層別カットオフ値を用いることも推奨されており，50～64歳は3.0ng/mL，65～69歳は3.5ng/mL，70歳以上は4.0ng/mLとなっている。

　適正な受診間隔だが，前立腺がん検診ガイドライン2010年増補版ではPSAが1.1ng/mL～カットオフ値以下では毎年，1.0ng/mL以下では3年ごとの検診受診が推奨されている。また40歳でPSA基礎値を測定することにより，検診受診間隔の設定をする際に参考となる。

> **Point**
> ● 前立腺癌のスクリーニング検査としてはPSA検査が推奨され，年齢階層別のカットオフ値を参考に泌尿器科専門医受診を考慮すべきである。

Ⅱ 検診・診断

海外ではPSA検診を推奨しない国もありますが，前立腺癌検診は有益ですか？

癌検診の実施は各国の政治・経済・医療事情に影響を受け，西欧では国策で行う癌検診は少ない。PSA検診は癌死低下効果が確実で，先進国での社会的優先順位は高く，利益と不利益を啓発したうえでの実施が推奨される。

癌検診の世界各国での実施形態

　すべての癌検診の世界各国での実施形態は，それぞれの国の政治・経済状況，医療保険制度，対策を取るべき疾患の優先順位など，さまざまな要因に左右される。先進国であり，高齢化社会を迎えているわが国は，検診を含めた癌対策の社会的な優先順位は高い。西欧先進国では，国策により行われている癌検診は少なく，前立腺特異抗原（PSA）検診はその実施を個々人の判断に委ねられているが，検診対象者が正確な情報を手に入れることができる環境を整備し，テーラーメイド検診を目指して進化中である。

● 英国の例

　癌検診の国際的な現状については，現在，西欧先進諸国の国策としては大腸癌検診と乳癌検診のみを実施する国が多く，一部で子宮頸癌検診を導入している。PSA検診の実施状況について，英国（UK）のNational Screening Committee（UK NSC）は2009年3月〜2010年6月のPSA検診に関する研究結果に基づき，PSA検診は過剰診断の不利益が死亡率低下効果の利益を上回る可能性があるため，国策としては推進してい

ない。しかし，その後PSA検診の導入により，合併症などの不利益を補正した生存年数も有意に改善することが示されたため，勧告自体には問題があるが，Prostate Cancer Risk Management Programmeを通して，一般医家の教育を推進し，PSA検診受診希望者が情報を手に入れられる環境を整備している。

● 米国の例

PSA検診の癌死低下効果は確実であるが，国家レベルでの癌検診対策は最新の科学的エビデンスや医療事情を反映するまで長期間を要することが多く，間違った方針を打ち出すことがままある。

その例として，米国では，米国予防医学作業部会(US Preventive Services Task Force；USPSTF)が，2012年5月に「無症状の健常男性に対するPSA検診は中止すべき」との勧告を出した。その直後に出された「The Obama administration」で，MedicareでPSA検診に対する補助を継続することが決定されたが，USPSTFの検診反対勧告の影響は大きく，2013年のPSA検診実施率は低下した。USPSTFが反対の根拠とした2009年のProstate, Lung, Colorectal, and Ovarian(PLCO) Cancer Screening研究(PLCO研究)の，「PSA検診は前立腺癌死亡率低下効果がない」との結果は，当時より多くの前立腺癌の専門家からコントロール群のコンタミネーションが大きすぎ，無作為化比較試験(RCT)としての科学的信頼性がきわめて低いと評価されていた。2016年の調査でコントロール群のPSA検査のコンタミネーションは90%もあり，研究開始後6〜12年の調査では検診群よりもコントロール群の検診実施率は高く，PLCO研究は誤った結論を出していたことが明確になった。

わが国における前立腺癌検診

わが国はこれまで，旧老人保健法の時代から全国のすべての地方自治体の住民検診で肺癌，胃癌，大腸癌，子宮頸癌，乳癌検診を実施してきた。前立腺癌検診の死亡率低下効果はそれらの癌検診と比較しても勝るとも劣らない。全国の住民検診における前立腺癌検診の実施率調査では，2012年は76.9%，2015年は83.0%の市町村が前立腺癌検診を導入しており

増加傾向にある。2015年から男性癌罹患数予測で胃癌，肺癌，大腸癌を抜いて第1位になった前立腺癌に対しては，高齢化社会を迎える先進国であるわが国では，住民検診と個人検診の双方において国民の受診環境を均てん化することが重要である。

Ⅱ 検診・診断

前立腺癌検診の経済性は？

前立腺癌検診は過剰診断による余剰コストが大きい。最近のランダム化比較試験の結果を用いた費用効果分析では，費用対効果が55〜59歳群では比較的優れていたが，63歳を超える群では劣っていた。

理想的な癌検診とは

一般に癌検診は，①ランダム化比較試験で死亡率減少効果が証明されている，②低侵襲である，かつ③費用対効果に優れていることが理想である。前立腺癌PSA検診は①，②を満たしている。③について検討した医療経済研究が近年いくつか報告されている。

ERSPCによるシミュレーション分析

ヨーロッパでの前立腺癌検診のランダム化比較試験（European Randomized Study of Screening for Prostate Cancer；ERSPC）における2009年の中間報告データを外挿した，前立腺癌検診費用シミュレーション分析によると，非検診群10万人を25年間追跡調査した場合，2,378人の前立腺癌が発見され，治療を含む総費用は約3,028万ユーロと計算された。検診群10万人のうち4,956人に前立腺癌が発見され，総費用は約6,069万ユーロと計算された。そのなかでPSA検診自体の費用は総費用の約5％にとどまり，過剰診断・過剰治療にかかるコストが総費用

の約39％を占めた。

ICERによる費用効果分析

　一般に，費用対効果に優れるか劣るかを判定するために用いられる1 QALY（quality-adjusted life-years，質調整生存年）増加あたり増分費用効果比（incremental cost-effectiveness ratio；ICER）の閾値は，アメリカでは5万〜10万ドル/QALYと設定されている。ERSPCの2014年の報告データを外挿した費用効果分析によると，55〜59歳で検診間隔が2年のグループでは，ICERが7.3万ドル/QALYであった。この結果は上記の閾値の上限値を下回っており，費用対効果に優れると判定される。もっとも，63歳を超えるグループでは，過剰診断によるQALYの減少により費用対効果が劣ることも示された。

Point
- 前立腺癌検診の費用を押し上げる要因は，過剰診断による余剰コストである。
- 今後，前立腺癌検診の経済性を改善するには，過剰診断を克服する技術革新が重要となる。

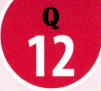

Ⅱ 検診・診断

前立腺生検の適応はどのように考えるべきですか？

血清 PSA 濃度および直腸診が前立腺生検の適応を決めるうえで重要である。
一般的に血清 PSA 濃度が 4.0ng/mL 以上の場合に前立腺生検を勧める。
MRI など他の指標を併用して適応を決めると特異度が上昇する。

前立腺生検適応例の選択

前立腺生検の適応を考えるときのフローチャートを 図1 に示す。

PSA は前立腺腺上皮から分泌され，前立腺特異的であるが前立腺癌特異的ではないため，前立腺肥大症や前立腺炎などでも上昇する。基準値を低く設定すれば，発見される前立腺癌は増えるが，臨床上意義のない癌の発見も増加し，患者の不利益になる可能性が高くなる。臨床上意義のある癌の発見に最適な血清 PSA 濃度の基準値に明確な推奨はないが，わが国では一般的に 4.0ng/mL 以上が妥当とされる。特異度を高めるため，年齢階層別の基準値を設定する考え方もある。

また直腸診を併用すると感度や特異度が上昇する。MRI における T2 強調像での低信号および拡散強調像における高信号が，臨床上意義のある前立腺癌を選択的に生検する指標となる。

特異度を高めるため，% free PSA，PSA density，%［－2］proPSA，PCA3 スコアなどの指標と PSA との併用が提唱されている 表1 。

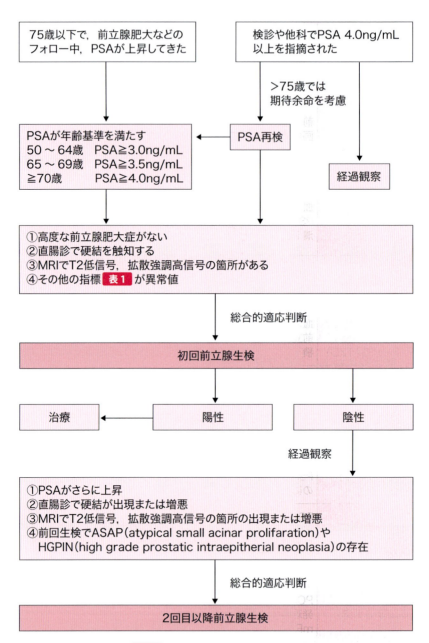

図1 前立腺生検フローチャート

指標	内容	一般的なカットオフ値	意義
直腸診	硬結の触知	硬結の触知	PSAとの併用で感度, 特異度が上昇する
MRI	前立腺T2強調画像 前立腺拡散強調画像	T2強調低信号領域 拡散強調高信号領域	臨床上意義のある病巣を選択的に生検できる 3テスラT2強調画像で特異度92〜96%, 拡散強調画像で特異度84〜91%
% free PSA (F/T比)	血清蛋白非結合PSA濃度/血清PSA濃度	25%以下	PSA 4.0〜10.0において、<10%で前立腺癌を強く疑い、<25%で中等度に疑う
PSA density (PSAD)	血清PSA濃度/前立腺体積	0.15以上	PSA 4.0〜10.0において、前立腺肥大症との鑑別に有用とされる
PSA density of the transition zone (PSATZD)	血清PSA濃度/前立腺移行域体積	0.35以上	PSA 4.0〜10.0において、前立腺肥大症との鑑別に有用とされる
PSA velocity	PSAの最近1年間の増加量	0.75ng/mL以上	PSA 4.0〜10.0において、0.75ng/mL以上, PSA≦2.5のときは、0.35 ng/mL以上で前立腺癌を疑う。有用性は確立していない
PSA倍加時間 (PSADT)	PSAが倍になるのに要した時間	未確定	前立腺生検適応決定での有用性は確立していない
%[−2]proPSA	PSA前駆体アイソフォーム[−2]proPSA濃度/free PSA濃度	未確定	PSAとの併用で特異度が上昇するとされるが保険適用でない
PCA3スコア	PCA3 mRNA発現量/PSA mRNA発現量	35以上	PSAとの併用で特異度が上昇するとされるが保険適用でない

表1 血清PSA濃度との併用で前立腺生検の適応を判断する指標

初回生検が陰性の場合，再生検を考慮する場合

　初回生検が陰性の場合，PSA 測定に加え直腸診や MRI を併用しつつ経過観察する。PSA 上昇あるいは直腸診や MRI での所見が増悪する場合は再生検を考慮するが，明確な再生検の適応基準は未確立である。PSA 上昇の指標として PSA velocity や PSA 倍加時間があるが，これらの意義は未確立である。

- 前立腺生検の適応は血清 PSA 濃度 4.0ng/mL 以上とすることが多い。
- 直腸診や MRI などの併用で臨床上意義のある前立腺癌の発見率が上昇する。
- 初回生検が陰性の場合は経過観察し，PSA 上昇や直腸診，MRI での所見が増悪する場合は再生検を考慮する。

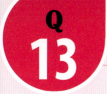

Ⅱ 検診・診断

前立腺生検の経路（経直腸/経会陰）とその臨床的な違いは？

系統的生検の癌検出率は経直腸（trans-rectal；TR）と経会陰（trans-perineal；TP）で同等である。TP検出癌は腹側癌の比率がTRより高い。TRは習得が容易だが感染症リスクが高い。

主なガイドラインや文献での推奨

経直腸超音波下系統的生検は癌検出率、合併症、簡便性、コストのバランスにより経路、本数、部位が選択される。主なガイドラインや文献では、初回生検として10〜12カ所生検と追加標的生検、再生検やactive surveillance適用評価では腹側域を含む生検を推奨しているが、経路の規定は少ない 図1 。

TRとTPの比較

系統的生検のメタアナリシスではTRとTPの癌検出率に差はないが、TP検出癌は腹側癌の比率が高い 表1 。プローブアダプタを用いたTRは手技が容易であり、従来の6カ所に外側コアを加えた手法が普及している。TPでは、テンプレートグリッドから平行穿刺する手法は局在評価に優れ、マッピング生検にも活用される。プローブと生検針のフリーハンド操作で扇状穿刺する手法は局所麻酔で施行可能である。

両経路とも予防的抗菌薬投与が推奨されるが、基質特異性拡張型βラクタマーゼ（extended-spectrum β-lactamase；ESBL）産生菌やキノロン

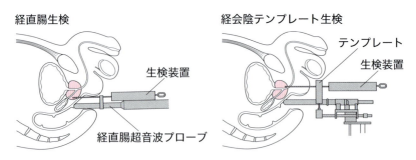

図1 経直腸生検と経会陰テンプレート生検

	経直腸(TR)	経会陰(TP)	備考
癌検出率	○	○	TP検出癌は腹側癌の比率がTRより高い。
麻酔	○	△〜○	TPテンプレート生検は全身麻酔下などで施行される。
習得の容易さ	○	△	
所要時間	○	△	
生検後感染症	△	◎	
生検後尿閉	○	○	コア数の多いTPマッピング生検では尿閉率が高い。
生検コスト	○	△〜○	TPテンプレート生検は設備,麻酔コストが大きい。

システマティックレビュー,メタアナリシスを含む文献などをもとにした。

表1 標準的な系統的10〜12カ所生検の経路別特徴

耐性菌の増加からTR生検後感染症が課題である。2000年以後の報告で，生検後感染症の入院率はTPが0.1%以下，TRが3〜5%である。抗菌薬使用歴がリスク因子の1つであり，合併症管理を包括したコスト評価も必要である。TR生検陰性の再生検では腹側癌検出，感染症リスクを踏まえた経路選択も重要であろう。

　MRIのエビデンス集積を受けて米国では2016年に再生検時のMRI標的生検が勧告された。系統的生検から選択的生検への移行が推測される。

Ⅱ 検診・診断

前立腺生検の部位と本数は決まっていますか？

標準的な初回生検は，経直腸的超音波ガイド下の辺縁領域を中心とした 10～12 カ所生検が勧められる。また，MRI などを参考にした標的生検を追加してもよい。

生検の部位

前立腺癌の好発部位は辺縁領域（PZ）であることが知られている。当初広く行われていた経直腸的系統的 6 カ所生検（傍正中の底部，中部，尖部の左右 1 本ずつ）は，底部では中心領域（CZ），中部では PZ および移行領域（TZ）下部，尖部では PZ からの組織採取が中心であった。その後，より診断精度を上げるため追加の穿刺部位が検討された結果，PZ の外側，尖部腹側を加えると癌の検出率が上昇することが明らかにされた。

また近年 MRI 診断の発達に伴い画像で癌の疑われる部位に対して行う標的生検も癌の検出に有効であることが明確にされつつある。

生検の本数

生検の本数は癌の検出率の増加だけでなく insignificant cancer の発見頻度の抑制とのバランス，さらに生検の有害事象を考慮する必要がある。系統的 6 カ所生検から前立腺全体から平均 20 本以上採取する saturation biopsy（飽和生検）まで多数カ所生検の有効性の検討が行われた結果，現在では標準的 6 カ所生検に加え，左右両側の PZ の外側に 1～2 本ずつ，

さらに尖部腹側に 1 本ずつ追加した合計 10〜12 カ所の系統的多カ所生検が標準的な前立腺生検として推奨されている 図1, 2。

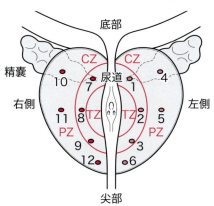

両側の傍正中 3 カ所（1〜3，7〜9）に，PZ 遠位 2 カ所（4〜5，10〜11）に，尖部（6，12）を加えた 12 カ所生検。

図1 生検採取部位の 1 例

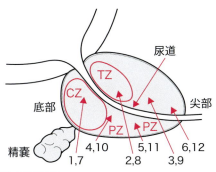

図 1 に対応した生検部位の矢状断像。

図2 生検採取部位の 1 例（矢状断）

- 生検本数は標準的 6 カ所生検に加え PZ 外側，尖部腹側を加えた 10〜12 カ所の多数カ所生検が標準的である。
- 今後，画像診断（特に MRI）の発達により標的生検が普及していくことが予想される。

Ⅱ 検診・診断

PSA高値が続く患者の再生検はどのように考えるべきですか?

再生検を考慮する明確な基準は確立されておらず, PSA測定および直腸診を6〜24カ月間隔で施行し, 候補を絞るのが妥当である。なお, ASAPや多巣性HGPINを認めた場合には, 6カ月以内の再生検が推奨される。

　PSA高値が続く場合, どのタイミングで, どのような再生検を考慮すべきか, 実臨床の泌尿器科医にとっては悩ましい問題である。しかし, これまで数多くの論文が発表されてきたが, 明確な回答はないというのが現状である。実際に, 日本泌尿器科学会編集の前立腺癌診療ガイドラインにおいても, 2012年版では記載を認めるが, 2016年版ではクリニカルクエスチョン(CQ)から除外された, 数少ない項目の1つである。精度を高めたMRI検査の確立までは, 明確な回答を提示するのは困難であろうと推察する。

ガイドラインでの記載

　前立腺癌診療ガイドライン2012年版では,「free/total PSA比(25%以下)が最も有用なパラメータとして推奨される」,「2回目の生検でも癌が検出されなかった場合, 3回目以降の生検を積極的に行うよう勧めるだけの明確な根拠はない」,「生検回数を重ねるごとに陽性率は低下する」と記載されていた。

　また, 2016年版のNCCNガイドライン 図1 では, T2強調画像に加

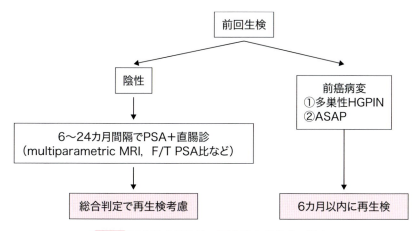

図1 前立腺生検陰性で再生検を考慮する場合

えて，ダイナミック造影，拡散強調画像を加えた multiparametric MRI を行うことで診断能が向上すると記載されている．また，従来の free/total PSA 比のほかに 4K score，PCA，PHI，Confirm MDx などの新規バイオマーカーとの組み合わせも有用とされているが，わが国では保険収載されていない．

なお，異型腺管癌（atypical small acinar proliferation；ASAP）や 2 部位以上の高悪性度前立腺上皮内腫瘍（high grade prostatic intraepithelial neoplasia；HGPIN）を認めた場合には，検体数を増やした，より多部位の再生検を 6 カ月以内に行うよう推奨されている．

再生検を行う場合

再生検を行う場合には，過去の前立腺生検で見逃された癌を同定するために，multiparametric MRI や精度の高い前立腺生検［MRI/超音波 fusion 生検，経会陰生検または saturation biopsy（飽和生検）］の活用を考慮すべきである．

- 再生検を考慮する明確な基準は確立されていない．
- 再生検を行う場合には，MRI/超音波 fusion 生検など精度の高い前立腺生検の活用を考慮する．

Ⅱ　検診・診断

前立腺癌の画像診断（MRI）の実際と問題点は？

T2強調像，拡散強調像，ダイナミック造影像を組み合わせて癌の疑い度合いを評価する。ただし，画質の高い画像による評価が必要である。

前立腺MRI撮影の実際

　phased-array coilを用いたT1強調像，T2強調像，拡散強調像（DWI），ダイナミック造影像（DCE）の横断像が基本となる。T2強調像では横断像に加えて冠状断像や矢状断像を得ることで，病変の3次元的な広がりを把握できる。スライス厚は，3テスラ装置なら3mm以下，1.5テスラ装置ならば4mm程度が望ましい。

前立腺MRI評価の実際

　T1強調像では，前立腺内・精囊内の高信号病変（生検後血腫・精囊液変性），骨盤内リンパ節腫大，骨髄の低信号化（骨転移），などを観察する。T2強調像では，辺縁域内の低信号腫瘤，移行域内の均一な低信号腫瘤，精囊の低信号化，などの有無を確認する。DWIではapparent diffusion coefficient（ADC）マップも同時にチェックし，DWIで周囲よりも高信号，ADCマップで低値を呈する部を探す　図1　。DCEでは，動脈優位相で早期に増強され短時間でピークに達しすぐ信号低下を呈する（washout）のが典型的な癌のパターンであるが，すべての癌で認められるわけではない。

54

① T2強調像
辺縁域5時方向に低信号結節がある（→）。背側の正中部から両側に広がる低信号構造は中心域（CZ）である。

② ADCマップ
辺縁域5時方向の結節は低値であり癌を疑う（→）。

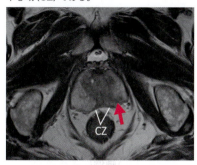
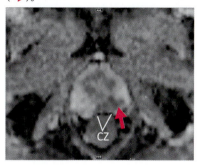

図1 拡散強調像による前立腺癌検出（70歳代）

MRIの評価のまとめ方

Prostate Imaging and Reporting and Data System（PI-RADS）Version 2[1]によれば，辺縁域病変ではDWIの所見を重視するが，良悪を決めきれない場合は，DCEを参考に判断する．一方，移行域病変はT2強調像で低信号腫瘤の大きさや浸潤所見に基づいて癌か否かを判断するが，困難な場合にはDWIの所見を用いる．PI-RADSでの癌疑い度合い（カテゴリー）はこのように評価され，significant cancerの検出に有効との報告が多い．しかし，PI-RADSに従うと癌を検出しやすくなるとは限らない．例えば，移行域病変でT2強調像でもDWIでも良悪を決めきれなかった場合はDCEの所見にかかわらずカテゴリーは5段階中の3となる．実際は，DCEで典型的なwashoutパターンが認められれば，癌の存在を強く疑うことができる．

前立腺MRIの画質を高めるために

前立腺MRIの画質を乱す要因としては，直腸内ガス，生検後の血腫，などがあり，部位や大きさによっては前立腺が評価できない場合もある**図2**．これらを排除するために，例えば検査前夜の下剤投与，検査直前

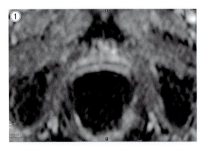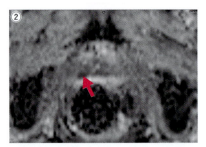

直腸内ガスの影響で，従来法（single shot echo-planar imaging）によるADCマップ（①）では前立腺に線状のアーチファクトが重なり評価できない。この後に得た，readout-segmented echo-planar imagingによるADCマップ（②）では，右辺縁域に異常低値を呈する領域があり癌を疑うことができる（→）。

図2 ガスによる歪みに強い拡散強調像の撮影法（80歳代）

のブスコパン®（ブチルスコポラミン臭化物）筋注，生検前にMRI検査を施行するなどの工夫が望まれる。

- MRI装置の能力に合わせ，評価に耐えうる画質を得る撮影を行う。
- T1・T2強調像，DWI，DCEそれぞれ評価ポイントが異なる。
- 各撮影法の結果を統合する方法の1つとしてPI-RADSがある。

文献

1) Weinreb JC, et al.: PI-RADS Prostate Imaging-Reporting and Data System: 2015, Version 2. Eur Urol 2016; 69: 16-40.

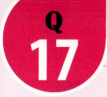

Ⅱ 検診・診断

前立腺癌の画像診断（CT，骨シンチグラフィ）の実際と問題点は？

CTは前立腺の原発巣の評価は困難で，全身の臓器転移の検出に有用であるが，頻度の高いリンパ節転移の診断感度は低い。骨シンチグラフィは全身の造骨性骨転移の検出に優れているが偽陽性が多く特異度は低い。

CTによる画像診断

　CTによる前立腺癌の原発巣の評価は，前立腺周囲の静脈叢などの軟部組織とのコントラストの悪さから診断は困難である。その一方で，CTは短時間で全身の評価が可能であり，実質臓器やリンパ節転移の診断にはある程度有用である。メタアナリシスによれば，リンパ節転移に対するCTの感度は40％程度，特異度は80％程度であり，2016年の前立腺癌診療ガイドラインによると，リンパ節転移におけるCTの感度と特異度は十分ではなく，診断の推奨グレードはC1とされている。

　造影CTは実質臓器の転移巣やリンパ節転移の描出に関しては単純CTより優れており，特にリンパ節転移の評価では，血管との識別が容易となるため有用である。一方で前立腺癌は高齢者患者が多く，潜在的に腎機能低下をきたしている可能性があり造影前の腎機能のチェックは必須である。骨転移に関しては，変形性変化や骨硬化像などの骨形態の異常を検出することが可能であり，骨シンチグラフィの所見と併せて総合的に診断することで骨シンチグラフィの偽陽性を診断し正診率を高めることが可能で

57

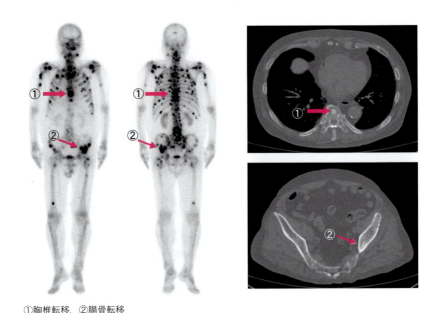

①胸椎転移，②腸骨転移

図1 骨転移における骨シンチグラフィと CT 像

ある 図1 。

骨シンチグラフィによる画像診断

　前立腺癌で最も頻度の高い転移部位は骨であり，前立腺癌の死亡例の約85％に骨転移が認められるとされている。^{99m}Tc 製剤による骨シンチグラフィは，前立腺癌で一般的に認められる造骨性骨転移の検出に優れた画像診断検査であり，一度にすべての骨を診断できる利点がある。その一方で，骨代謝の亢進した部位に集積するため，加齢に伴う変形性変化や骨折などの外傷部位，関節炎や骨髄炎などの炎症部位にも集積するため，特異度は一般的に低い。また，PSA ＜ 10.0ng/mL である場合は骨転移を有する確率はほとんどないため，すべての前立腺癌症例の病期診断に骨シンチグラフィを施行することは被曝の側面と経済的側面から問題があるとされている。したがって，その適応は PSA 値，Gleason スコア，直腸診所見，症状の有無などを総合的に考慮して決定する必要がある。

58

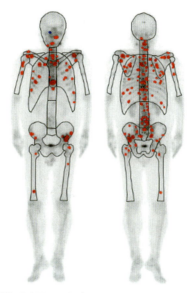

BSI：5.05％，HSn（hot spot number）：119

図2 骨転移における BSI（％）算定

　近年，骨転移を定量化する方法として bone scan index（BSI）が考案され，実臨床で使用されている。BSI は全身の骨量における骨転移量の割合（％）を示すもので，客観的な数値で標記されるため，骨転移のスクリーニングのみならず骨転移に対するホルモン療法や化学療法の効果判定の指標となる　図2　。特に去勢抵抗性前立腺癌（castration resistant prostate cancer；CRPC）では PSA の上昇よりも早期に画像上の増悪を認める場合があり，骨転移を有する CRPC でのフォローアップにおける骨シンチグラフィの重要性は増すと思われる。

Point
- CT は，実質臓器，リンパ節，骨への転移の診断で有用であるが感度は低い。
- 骨シンチグラフィは全身の骨転移の診断に有用であるが特異度は低い。CT と併用することで偽陽性が減り正診率が上がる可能性がある。

Ⅱ　検診・診断

前立腺癌で期待される新たな画像診断とは？

A 骨シンチグラフィの集積の定量化法として，BSI は CRPC の病勢診断や治療効果判定への応用が期待されている。PET では，現在保険適用のある FDG は有用でなく，choline や PSMA といった新たな核種が期待されている。

骨転移診断

　骨転移の正確かつ早期の診断は重要であるが，去勢抵抗性前立腺癌（castration resistant prostate cancer；CRPC）に対する治療法の選択肢が増えた現在，病勢を詳細に評価することも重要となってきた。

● 骨シンチグラフィ

　^{99m}Tc-methylene diphosphonate（MDP）や ^{99m}Tc-hydroxyemethylene diphosphonate（HMDP）が，骨代謝の亢進した部位に集積することを利用して骨転移を診断する。造骨性転移が主である前立腺癌の骨転移診断に有用だが，高齢者に多い変性や骨折にも集積するため「集積＝転移」ではない 。

● 骨シンチグラフィ診断支援ソフト

　近年臨床応用が進んでいる診断支援ソフトは，集積を自動認識して標準化処理を行い正常モデルのデータベースと比較することで，対象症例における集積が異常である確率を示す。転移リスクが高い集積を赤，リスクの低い集積を青で表示するが，あくまで異常である確率を示すもので，診断

①骨シンチグラフィ診断支援ソフト

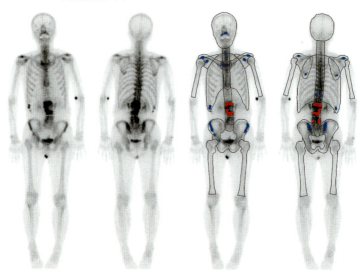

② CT　　　　　　　③ MRI

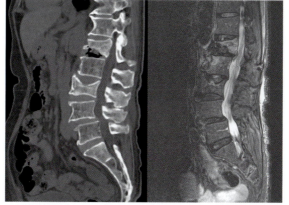

骨シンチグラフィ診断支援ソフト（①）は転移の可能性が高い（赤）と判断したが，CT（②）やMRI（③）を参照すると圧迫骨折であることがわかる。

図1 圧迫骨折に対する骨シンチグラフィの集積

は総合的に必要に応じて他の画像診断とも併せて行う必要がある 図1②。

bone scan index（BSI）は，異常集積を定量化して全骨量に占める異常領域の割合を数値化したもので，変化をみることで骨転移に対する治療効果判定ができ 図2，予後との相関も報告されている。

リンパ節転移診断

短径10mmなどの形態学的診断基準では，前立腺癌のリンパ節転移の正確な診断は困難である。USPIOとよばれるMRI造影剤は，きわめて有用であるが臨床応用に至らず，現在期待される診断手技はPET検査である。

● ^{18}F-FDG

最もわが国で普及し保険適用もあるPET核種であるが，前立腺癌への取り込みは弱く，尿中排泄のため膀胱や尿路へ強く生理的に集積するため有用でない。

● ^{11}C-choline, ^{18}F-choline

細胞膜の構成要素の基質であるコリンは，細胞分裂の盛んな細胞で多く取り込まれ集積する。C11は半減期が20分と短くサイクロトロンが必要である。いずれもわが国で保険適用はない。

● ^{68}Ga-PSMA

前立腺特異的膜抗原（prostate-specific membrane antigen；PSMA）をGa68でラベルした^{68}Ga-PSMAは，コリン製剤より高感度で小さなリンパ節転移も検出できると報告され，欧州では急速に応用が広がっている。

- BSIを算出するための骨シンチグラフィ解析ソフトは，異常集積を認識するが完全には正確でないため，個々の病変が転移か否かの診断に用いるべきではない。全体の病勢を評価する目的とすべきである。
- ^{68}Ga-PSMAによるPET診断は，欧州で応用が進みつつあり，さらにβ・γ線核種である^{177}Luでラベルした^{177}Lu-PSMAによる内用療法の開発も進みつつある。

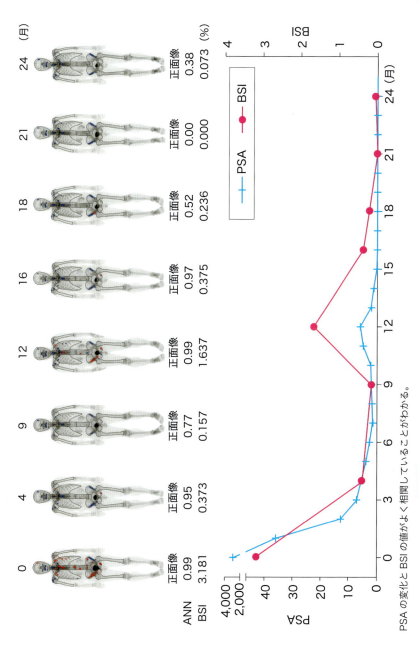

図2 多発骨転移症例のホルモン療法におけるBSIとPSAの変化

PSAの変化とBSIの値がよく相関していることがわかる。

Ⅱ 検診・診断

PSAは各種治療の モニタリングでどのように 使用すべきですか？

根治療法後早期は3カ月，3～4年目は3～6カ月，5年目以降は6カ月～1年，ホルモン療法や監視療法では3～6カ月の間隔で測定する。PSA上昇時は再発，再燃を判定し，PSA値に応じて画像検査も実施する。

　PSA測定間隔に厳格な規定はない（前立腺癌診療ガイドライン2012/2016年版）。治療介入後におけるPSA測定間隔の目安を 表1 に，再発・再燃基準と監視療法における根治治療介入基準を 表2 にまとめた。

監視療法

　監視療法では3～6カ月ごとにPSA検査と直腸診，1年目には生検による治療介入の判定を行うが，PSA倍加時間（PSA doubling time；PSADT）やPSA年間増加度（PSA velocity；PSAV）は参考であって治療介入の基準ではない。

ホルモン療法

　ホルモン療法では3カ月ごとのPSA検査を行う。PSA再燃については4週間以上空けて測定したPSA値が，最低値から≧25％上昇かつ上昇幅が≧2.0ng/mLと定義する。

根治手術後

根治手術後では2年間は3カ月ごと，3〜4年は6カ月ごと，5年以降は年1回とする。PSA再発は，術後1カ月以降に2〜4週間隔で2回連続≧0.2ng/mLになった場合とする（前立腺癌取扱い規約第4版）。PSA上昇のみで臨床再発を認めない場合，0.4ng/mLをcutoffにすると転移出現との相関が強くなり，＜0.5ng/mLで2次治療を開始するとアジュバント放射線治療と予後に差がないため，0.4〜0.5ng/mLでの2次治療開始が多い。局所再発と転移再発の鑑別は，術前や再発時PSA，PSADT，Gleasonスコア，断端陽性，精囊浸潤，リンパ節転移などから総合的に判断する。

放射線療法

放射線療法でも測定間隔は3カ月，3年以降は6カ月でもよい。PSA nadirから≧2ng/mL上昇を再燃と判定するが，PSAバウンスに留意する。再発や再燃を疑う場合は測定間隔を適宜短縮する。

	治療介入〜2年目	3〜4年目	5年以降
監視療法	3〜6カ月	3〜6カ月	3〜6カ月
前立腺全摘除術	3カ月	6カ月	1年
放射線療法	3カ月	3〜6カ月	6カ月〜1年
ホルモン療法	3カ月	3カ月	3カ月

注）1つの目安であり，PSA値の変動に応じ，場合により再発・再燃基準に合わせた検査間隔に変える。

表1 治療介入後におけるPSA検査の間隔

前立腺全摘除術	術後1カ月以上経過した時点でPSA＜0.2ng/mLは再発なしとし，その後2〜4週空けて，2回連続して≧0.2ng/mLを再発とする* 術後PSAが＜0.2ng/mLに下降しなかった場合は手術日が再発日
根治的放射線療法	PSAが最低値（nadir）＋2ng/mL以上となった場合 PSAバウンスに関しては個々の症例で判定
ホルモン療法	4週以上空けて測定したPSAが最低値から25％以上上昇（かつ2ng/mL以上上昇）**
術後放射線療法	根治術後の基準に準拠
監視療法	PSA kinetics（PSADT，PSAV）のみによる治療介入は行わない 病理学的基準逸脱（reclassification）により治療介入決定（例：Gleasonスコア＞6，陽性コア数＞2本，cT3以上等） PSADT＜10年：再生検を毎年施行

* 欧米のガイドラインも同様の定義を推奨している。再発のPSA cutoffは0.2ng/mLと0.4ng/mLとする意見が多く，PubMed文献検索のレビューで最も多いのは0.2ng/mLである。しかし，0.4ng/mLは再発後のPSA値上昇，臨床的進展，転移出現などと関連が強い。

** ホルモン治療後PSAがベースライン未満に下降しなかった場合は，12週目のPSAが上記基準を満たしたとき。

表2 生化学的再発・再燃基準と監視療法における根治治療介入基準

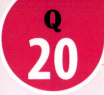

Ⅱ 検診・診断

PSA以外に有効な診断（バイオ）マーカーはありますか？

バイオマーカーの開発は進んでいるが，PSAを凌駕する有用性が示され，実臨床の場に広く普及している新規マーカーは存在しない。

診断マーカーとしてのPSAの限界

PSA上昇は前立腺癌に特異的な所見ではなく，PSAの基礎値は加齢に伴い上昇することも知られている。さらに，PSAスクリーニングが過剰診断，過剰治療に繋がる可能性も指摘されている。

新規バイオマーカーの探索

近年，さまざまな手法を用いて前立腺癌の新規バイオマーカーの探索が行われている 表1 。マイクロアレイによる網羅的な遺伝子発現レベルの解析および次世代シークエンサーを用いた全ゲノムシークエンシングによる遺伝子発現解析が代表的なアプローチであるが，このほかにも遺伝子多型，DNAメチル化およびプロテオミクス解析などによる探索も精力的に行われている。

有望な新規診断（バイオ）マーカー

前立腺癌のバイオマーカーの役割としては，診断，治療介入の必要性，悪性度，進行度および治療効果の評価などが挙げられるが，ここでは診断

手技	特徴
マイクロアレイによる遺伝子発現解析	一度に数十万の遺伝子発現レベルを網羅的に解析可能
全ゲノムシークエンスによる遺伝子発現解析	次世代シークエンサーの使用により短期間で全ゲノム解析が可能
遺伝子多型解析	高頻度に認められる塩基変化を検出し発癌リスク予測などに応用
エピゲノム解析	DNAメチル化などのDNA配列の変化を伴わない遺伝子発現変化を検出
プロテオミクス解析	蛋白の動的変化の包括的解析により診断マーカー開発に応用

表1 新規バイオマーカーの探索手法

マーカー	特徴
PCA3	前立腺癌に高発現し，尿中でも安定的なnon-coding RNAとして検出
TMRSS2-ERG	前立腺癌の約50％に発現し，前立腺圧出後の尿中発現量が悪性度とも相関
PHIスコア	PSA，proPSAおよびfPSAの値から算出し，悪性度評価にも有用
4KScore	臨床的因子にPSA，fPSA，intact PSAおよびhK2値を加えて評価し，高悪性度癌の検出を予測
ConfirmMDx	生検陰性パラフィン切片における前立腺癌特異的遺伝子のメチル化を評価し，再生検例の絞り込みに有用
PCMT	生検組織における前立腺癌関連ミトコンドリアDNAの欠失をPCR法で検出

表2 新規診断マーカー

精度の改善を目的に開発され，臨床応用が期待されているマーカーを取り上げ，その特徴を要約する 表2 。診断マーカーとしてはこのほかにも，糖鎖マーカー，microRNAおよび骨関連マーカーなどの検証も進んでいる。

- PSAを凌駕する新規診断（バイオ）マーカーは，存在しない。
- さまざまな手技を用いて探索された複数の有望な新規診断（バイオ）マーカーが，臨床応用を目指した開発途上にある。

Ⅱ　検診・診断

ISUP2014 で Gleason 分類はどのように変わりましたか？

前立腺癌に対する新しい Grade 分類が提唱され，2014 年 11 月に開催された ISUP（International Society of Urological Pathology）のコンセンサス会議において承認された。この新分類は ISUP2005 の Gleason 分類を元にして，各スコアを適切に群化することにより Grade group 1～5（以下 GG）を設定している。数値が増すごとに悪性度が高くなる。

Gleason スコアから GG への変換

実際上は Gleason スコア 2～6 が新分類の GG1，3＋4＝7 が GG2，4＋3＝7 が GG3，Gleason スコア 8 が GG4，Gleason スコア 9～10 が GG5 に変換される。各々のグレードグループにおける組織学的定義と代表的な組織像を 表1， 図1 に示す。

GG 分類の意味合いと改善の要点

GG1 の予後は最良であり，通常は転移しないとされる。また Gleason スコア 2～6 を一括してここにまとめたため，従来の Gleason スコア 2～5 に対する取扱いの不明瞭さが改良された。GG2（Gleason スコア 3＋4）は予後良好で転移はまれとされる。今回 GG3（Gleason スコア 4＋3）を設定することにより Gleason 分類における 3＋4＝7 と 4＋3＝7 を分離することができた。GG4（Gleason スコア 8）は従来 Gleason スコア

9〜10と同様の高グレード腫瘍とされてきたが，予後に差があることが判明してきたため分離した。GG5（Gleasonスコア9〜10）は最も予後が見込めない群である。Gleasonスコア9と10の予後は変わらないため，統合されている。

その後の動向について

シカゴでのコンセンサス会議の直後に行われた電子メール会議の結果，新しい推奨事項として出されたのが，Gleasonスコア3＋4＝7（GC2），4＋3＝7（GG3）におけるGleasonパターン4の割合（％）の表記である。これは針生検，全摘標本の両方に対して行われるものであり，臨床病理学的な有用性が期待される。

- 新分類は2016年2月に刊行されたWHO分類に収載されており，今後の前立腺臨床における組織学的悪性度評価法のスタンダードになっていくと思われる。

GG1：GS 2〜6	・独立した，明瞭な管腔を有する腺管のみからなる
GG2：GS 3＋4＝7	・独立した，明瞭な管腔を有する腺管が優位だが，管腔形成不全性／癒合状／篩状腺管も存在する
GG3：GS 4＋3＝7	・管腔形成不全性／癒合状／篩状腺管が優位だが，独立した明瞭な管腔を有する腺管も存在する
GG4：GS 8 (4＋4/3＋5)	・管腔形成不全性／癒合状／篩状腺管のみからなる ・独立し，明瞭な管腔を有する腺管と腺管構造を欠く腫瘍が混在する
GG5：GS 9〜10	・腺管構造を欠く腫瘍，面疱状壊死を伴う腫瘍

表1 新Grade group（GG）分類の組織学的定義およびGleason score（GS）との関係

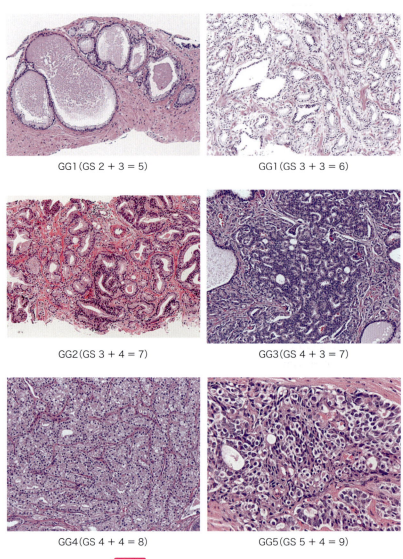

図1 各GGとGSの代表的組織像

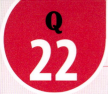

Ⅱ　検診・診断

これまでの Gleason スコアと新しいグレードグループ分類の違いは？その意味は？

GSは理論上2～10の9段階であるが，現在ではGS＝6が最も低悪性度とされている。またGS＝7でも3＋4と4＋3の間で差があることが示されており，GS＝6以下を分類1とする5段階分類が提唱された。

Gleason スコアの変遷

　1966年に米国のGleason博士によって提唱されたGleason score(GS)は，前立腺癌の病理学的所見を組織構築に着目した1～5のパターンを，主たるパターンと2番目のパターンを足し算するというユニークなものであった。その後1990年代にPSAが浸透し限局性癌が多くを占めるようになると，そのパターンにつき病理医間で検討がなされ，2005年と2014年にISUP (International Society of Urological Pathology)によるコンセンサスミーティングが行われている。

Gleason パターンの主なコンセンサス

　2005年と2014年に検討された主な内容としては，
①前立腺生検ではGleasonパターン1，2はつけない。
②これまでときとしてパターン3と判定されていたcribriform(篩状腺管)パターン，glomeruloid(糸球体様腺管)パターンをすべてパターン4とする。この結果，パターン3と診断される所見がかなり限られたもの

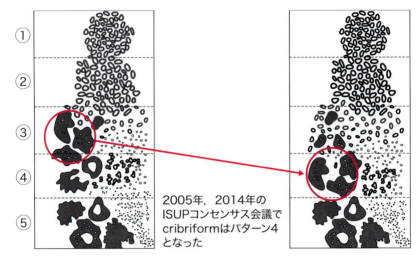

図1 Gleasonパターンの変遷

Gleasonスコアは，1967年，1974年，1977年と改訂を繰り返し，その結果，多くの支持が得られるようになった。

Gleason分類は，前立腺癌の病理組織からスコア化し，悪性度を評価するものである。まずは，病理組織の特徴に基づいてパターン①〜⑤に分類する。数字が高いほど分化度が低く，悪性度が高いと評価される。そして，最も多かった病理組織パターンと，2番目に多かったパターンを合計し，Gleasonスコアとする。例えば，最も多かったのがパターン③で，2番目に多かったのがパターン④であった場合，3＋4＝7。すなわち，Gleasonスコアは7となる。

そしてGleasonスコア2〜6は悪性度は「低い」，7は「中間」，8〜10は「高い」と評価される。
　Gleasonパターン：病理所見をその特徴から①〜⑤にあてはめたもの
　Gleasonスコア：Gleasonパターンの合計点数
　Gleason分類：Gleasonスコアから予後を評価する分類方法

となった 図1 。

　③パターン3，4，5が混在し3番目のパターンとしてパターン5がある場合には，最も量的に多いパターンに続いて最も悪性度の高いパターンとしての5をつける（3＋5＝8，4＋5＝9）。
ということになる。

GSの問題点と新グレードグループ分類

　現在の実臨床ではGleasonパターン1ないし2と判定されることはほとんどなく，実際にはGS＝6（パターン3＋3）が最も低悪性度とされている。したがって，「最も低悪性度」と説明するものの，9段階中5段階目

で，半分を超えているのになぜ最も低いことになるのか理解しにくいという問題があった。さらには，これまでの特に限局性癌に対する根治療法後の予後との関連性については，同じ GS ＝ 7 であっても「パターン 4 ＋ 3」と「パターン 3 ＋ 4」では前者のほうが悪いとされ，さらに，GS ＝ 8 以上でも 8 と 9 以上では差があることが指摘されており，より細かい分類を必要としていた 図2 。以上の点を勘案し，新グレードグループ分類が提唱され病理医間のコンセンサスが得られ，2016 年の WHO 分類に採用された (p.71, 表 1 参照)。

新グレードグループ分類のポイントと課題

　これまでの GS では理論的に 9 通りでスコア化されていたのが，6 〜 10 の 5 通りとなり，それをグレードグループ 1 〜 5 の 5 段階で分類している。したがって，スコア 6 が最低レベルのグレードグループ 1 となるので，理解も得られやすくなると考えられる。また，病理医間で少し判定に相違があった所見もすべてパターン 4 にするなど，分類しやすくなっている。しかしながら，限局性癌を対象にした場合，これまで頻用されていた PSA 値をもう 1 つのパラメータにして，GS を 3 段階にした「リスク分類」がそのままこのグレードグループの 5 段階となると相当煩雑になる。例えば，これまでの PSA が 10 未満，GS ＝ 6 以下の低リスク群のなかに，ある程度の割合で GS ＝ 3 ＋ 4，すなわちグレードグループ 2 が含まれていた可能性もある。

　あくまで今後の検討課題ではあるが，この新グレードグループ分類はパターン 3 をより厳格化していることから，限局性癌でグレードグループ 1 の場合には，まずは推奨されるアクションが「監視療法」になる可能性も考えられる。そのうえで，グレードグループ 2 においてパターン 4 の比率が低いものでは，PSA 値や生検の陽性コアの本数などを加味したうえでやはり「監視療法」を考慮する必要があるかもしれない。一方で，グレードグループ 4 以上においては，GS ＝ 3 ＋ 5 や 5 ＋ 3 も含めて，パターン 5 の成分をもつ可能性が高いことから，例えば化学療法の併用など，より積極的な治療戦略が求められる可能性もある。

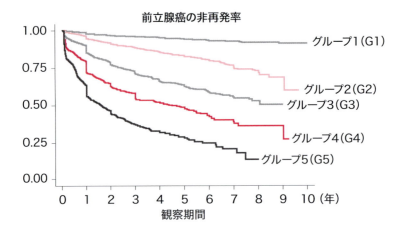

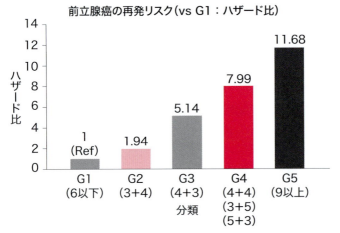

2005〜14年に前立腺全摘術が施行された限局性前立腺癌患者20,845例のうち，全摘した病理所見を新グレードグループ分類に基づき，グループ1(G1：n＝7,397)，グループ2(G2：n＝8,353)，グループ3(G3：n＝3,106)，グループ4(G4：n＝917)，グループ5(G5：n＝1,051)に分類できた症例の生化学的前立腺癌再発(PSA ≧ 0.2ng/mL)をエンドポイントに各グループ別の非再発率およびG1に対するそれぞれのグループの再発リスクについて検討した。各群の非再発率はLog-rank-testを用いKaplan-Meier曲線で描出した。G1に対するリスク解析には前立腺全摘術前のlog-PSA値，臨床ステージ(pT2, pT3a, pT3b, pT4)により補正し，Cox proportional hazards modelsを用いた。

(Epstein J, et al.: A Contemporary Prostate Cancer Grading System: A Validated Alternative to the Gleason Score. Eur Urol 2016; 69: 428. より引用改変)

図2 前立腺全摘後の生化学的再発と新グレードグループ分類

本グレードグループ分類は病理学的所見をPSA時代に合う形に大幅に改訂されたものといえる。今後，過去の症例の見直しや前向き研究によってさらにその妥当性が検証されるであろう。一方で本分類があくまで限局性癌の症例集積から提唱されたものであることから，進行性前立腺癌における意義については今後の課題である。

> **Point**
> - 前立腺癌の悪性度を評価するGSは，PSAの登場など提唱から半世紀の間に2〜10の9段階分類の不合理さが明らかとなり，実質GS＝6から上を5段階に分類する新グレードグループ分類に変更されることになった。
> - これまで同じGS＝7であったものを3＋4と4＋3に，GSで8以上をGS＝8と9以上を分けている。
> - 本分類はもともと根治療法を受けた限局性前立腺癌を対象にしており，患者に説明しやすい分類ではあるが，進行性前立腺癌における意義は今後の課題である。

Ⅱ　検診・診断

intraductal carcinoma of the prostate (IDC-P) とは何ですか？

IDC-P は既存の前立腺の腺組織内に前立腺癌細胞が進展した病態で，その多くは高 Gleason スコア症例に合併する。治療方法にかかわらず，IDC-P の存在は独立した臨床病理学的予後不良因子である。

IDC-P の概念

IDC-P は既存の前立腺の導管もしくは腺房内に癌細胞が進展した病態である 図1, 2。その多くは間質に浸潤した前立腺癌細胞が侵入する病態である。浸潤成分がなく，上皮内癌の状態も IDC-P の概念に含まれる。

IDC-P の定義

大きく分けて 2 つの定義が存在する。McNeal らは，浸潤した腫瘍細胞と同程度の異型を呈する腫瘍細胞が既存の腺組織内に増殖する病態と定義している。Epstein らは，既存の腺組織内に腫瘍細胞が密に増殖するもしくは正常腺上皮細胞の 6 倍以上の大きさを示す腫瘍細胞が増殖する病態と定義している。

IDC-P の臨床病理学的意義

IDC-P の存在する症例の多くは高 Gleason スコアで，病期が進行していることが多い。浸潤癌成分を伴う症例においては，治療の種類にかかわ

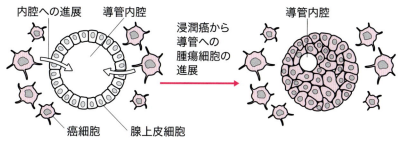

基本的に，IDC-P は浸潤癌成分が既存の組織に侵入することにより生じる。

図1 IDC-P の概念図

① HE 染色

既存の導管内に，細胞異型の顕著な腫瘍細胞の密な増殖を認める（➡）。その周囲に，内部と同様の腫瘍細胞の浸潤を認める（⇨）。

② ①に対して，基底細胞を染色した組織像（34βE12 染色）

基底細胞が染色されることにより，既存の導管組織が保たれていることがわかる。

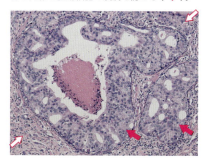
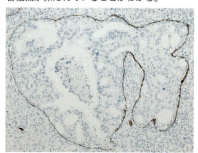

図2 IDC-P の組織像

らず，IDC-P の存在は PSA 再発率，臨床再発率，癌特異的生存率，全生存率における，独立した臨床病理学的予後不良因子である。針生検で浸潤癌成分がなく IDC-P 成分のみが採取される場合がまれに存在する。このような症例では背景に高悪性度癌が存在することが多く，積極的な治療が望まれる。

- IDC-P の多くは高 Gleason スコアの前立腺癌に合併する。
- 治療方法にかかわらず，IDC-P は臨床病理学的予後不良因子である。

Ⅱ 検診・診断

リスク分類とノモグラムはどのように違いますか？それぞれの長所・短所は？

リスク分類は簡単でわかりやすいが個々の症例では正確でないことも多い。ノモグラムはより詳細な予測が可能であるが，時代や施設によってはあてはまらないこともある。両者の特性をよく理解して用いる必要がある。

リスク分類とノモグラム

● リスク分類

リスク分類はPSA値とT病期，およびGleasonスコアを基に決定される。一般的にはD'Amico分類が有名だが，NCCNによるリスク分類が用いられることもある 表1 。D'Amico分類ではT2cがあると高リスク群に分類されるが，NCCNではT3a以上で高リスク群となり使用の際は注意が必要である。またNCCNのリスク分類では，超低リスク群（very low risk）と超高リスク群（very high risk）の分類もあり，それぞれ治療法を検討する際に有用である。

● ノモグラム

ノモグラムは主にPSAやGleasonスコア，T病期などの臨床情報をカテゴリ化せず実際の値に基づき，生検による癌検出や病理病期，治療後のアウトカムなどを詳細に予測するツールである。1990年代にPartinやKattanらにより提唱されたノモグラムが有名だが，わが国でも2008年に日本版ノモグラムが開発され利用されている。

長所と短所 表2

　リスク分類は簡潔でわかりやすいため，患者への説明や治療法を考える際には利用しやすい。ただ集団としてはリスク別に妥当な治療成績が得られるが，個々の症例では治療結果を反映しないことも多い。一方ノモグラムは詳細な情報に基づきより正確な予測が可能であるが，ノモグラムが作成された時代や施設，背景などを考慮して用いる必要がある。

		PSA (mg/mL)		Gleason スコア		T 病期		陽性コア数		占拠度
D'Amico 分類	Low	≦10	and	≦6	and	T1c〜T2a				
	Intermediate	10.1〜20	or	7	or	T2b				
	High	20<	or	8〜10	or	≧T2c				
NCCN 分類 (2017)	Very low	<10	and	≦6	and	T1c	and	<3本	and	50%以下
	Low	<10	and	≦6	and	T1〜T2a				
	Intermediate	10〜20	or	7	or	T2b〜T2c				
	High	20<	or	8〜10	or	T3a				
	Very high			primary pattern 5	or	T3b〜T4	or	<4本 (Gleason スコア 8〜10)		

表1　D'Amico 分類と NCCN 分類

	リスク分類	ノモグラム
簡便性	◎	○
正確性	△	○
汎用性	○	△
説明のしやすさ	○	△
日本版の有無	×	○

表2　リスク分類とノモグラムのメリット・デメリット

Ⅱ　検診・診断

リスク分類には
どのようなものがありますか？

転移のない前立腺癌に対し，使用頻度の多いリスク分類は，1998年にD'Amicoが考案したリスク分類 表1 と，NCCNのリスク分類 表2 がある。

D'Amicoリスク分類

　D'Amicoがリスク分類を作成した目的は，多彩な背景因子をもつ前立腺癌患者を，3つの因子（Tステージ，Gleasonスコア，PSA）を用いて再発リスクごとに3分類（低，中，高リスク）し，それぞれに最適な治療方法を検討することであった。

　このリスク分類は簡便で，他施設患者による再現性も確認され，広く世界中に浸透した。ただし使用にあたっては，Tステージの直腸診が，検者の主観的評価，経験に依存し，検者間で不一致が起こりやすいこと，そして各リスク集団内でも非均一性（heterogeneity）があり，特に中間リスク群では，それが大きいことを理解したうえで用いることが重要である。

NCCNのリスク分類とD'Amicoリスク分類の相違点

　NCCNガイドライン2017v1とD'Amicoリスク分類の相違点は，cT2cが前者では中間リスク，後者では高リスクに分類されることである 表1, 2 。さらに，NCCNガイドライン2017v1では，超低リスク（very low risk）を，低リスクのなかでcT1cかつ陽性本数が3本未満かつ，

コア中の癌占拠率が50％≧かつPSA density ＜ 0.15ng/mL/gと定義している。そして，超高リスク(very high risk)は，cT3b以上またはprimary Gleasonパターンが5，またはGleasonスコア8〜10の陽性生検本数が5本以上と定義されている。

		PSA		
		10 ≧	10 ＜　20 ≧	20 ＜
Gleason スコア と 臨床病期	6 かつ T1c〜T2a	低リスク	中リスク	高リスク
	7 または T2b	中リスク	中リスク	高リスク
	8〜10または T2c以上	高リスク	高リスク	高リスク

表1　D'Amicoのリスク分類

		PSA		
		10 ＞	10 ≦　20 ≧	20 ＜
Gleason スコア と 臨床病期	6 かつ T1c〜T2a	低リスク	中リスク	高リスク
	7 または T2b〜T2c	中リスク	中リスク	高リスク
	8〜10または T3a以上	高リスク	高リスク	高リスク

超低リスク(very low risk)は，低リスクのなかでcT1c，陽性本数が3本未満，コア中の癌占拠率が50％≧，PSA density ＜ 0.15ng/mL/g。

超高リスク(very high risk)は，cT3b以上またはprimary Gleasonパターンが5またはGleasonスコア8〜10の陽性生検本数が5本以上を指す。

表2　NCCNのリスク分類

Ⅱ　検診・診断

リスク分類別の基本的な治療方針は？

診断時PSA値，生検Gleasonスコア，臨床病期に基づいて作成された前立腺癌のリスク分類を参考に，患者年齢や全身状態，治療の根治性，侵襲度を考慮して選択する。低リスク癌ではPSA監視療法も良い適応となる。

　前立腺癌の主なリスク分類として，AUA（American Urological Association）/D'Amico，NCCN（National Comprehensive Cancer Network），EAU（European Association of Urology）の分類が広く使用されている。これらのリスク分類を使用する際の注意点は，cT2cの扱いが異なること（AUA, EAUでは高リスク群，NCCNでは中間リスク群），NCCNでは3分類とは別に，よりリスクの低い超低リスク群，よりリスクの高い超高リスク群が存在することである。本稿では限局性前立腺癌に対するリスク分類 表1 に基づく治療方針 図1 について概説する。

低リスク群

　期待余命が10年未満の患者には無治療経過観察（待機遅延ホルモン療法）も考慮されるが，10年以上ある患者ではPSA監視療法，放射線療法，前立腺全摘除術が選択肢となる。PSA監視療法は，その適応基準，進行リスクの予測，治療介入の時期など多くの課題が残されている。前立腺全摘除術は無作為化比較試験で無治療経過観察と比較して全生存率，癌特異生存率の改善が証明された唯一の根治的治療であり，期待余命が10年以

	AUA/D'Amico	EAU	NCCN
超低リスク群	(-)	(-)	cT1c Gleason スコア ≦ 6 PSA < 10ng/mL 前立腺針生検の陽性コア数が3未満で，各コアでの癌占拠率が50%以下 PSA density < 0.15ng/mL/g
低リスク群	cT1c～T2a Gleason スコア ≦ 6 PSA ≦ 10ng/mL	cT1～T2a Gleason スコア ≦ 6 PSA < 10ng/mL	cT1～T2a Gleason スコア ≦ 6 PSA < 10ng/mL
中間リスク群	cT2b または，Gleason スコア 7 または，10ng/mL < PSA ≦ 20ng/mL	cT2b または，Gleason スコア 7 または，PSA 10～20ng/mL	cT2b～T2c または，Gleason スコア 7 または，PSA 10～20ng/mL
高リスク群	cT2c または，Gleason スコア 8～10 または，PSA > 20ng/mL	cT2c または，Gleason スコア 8～10 または，PSA > 20ng/mL	cT3a または，Gleason スコア 8～10 または，PSA > 20ng/mL
超高リスク群	(-)	(-)	cT3b，cT4 primary Gleason pattern 5 または，Gleason スコア 8～10が5カ所以上

表1 限局性前立腺癌に対するリスク分類

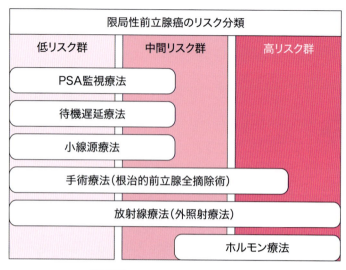

図1 リスク別治療アルゴリズム

上ある患者に最も推奨される。リンパ節転移の頻度はきわめて低いことから，骨盤内リンパ節郭清は低リスク群では行わないという意見が最近は多い（EAUでは行わないことを推奨している）。放射線療法は，外照射療法だけでなく小線源療法の良い適応となる。ホルモン療法は予後改善のエビデンスが乏しく，長期使用による有害事象が危惧されるため，無症状の場合まず適応はない。

中間リスク群

　一部の症例ではPSA監視療法，無治療経過観察（待機遅延内分泌療法）も適応となる。期待余命が10年以上ある患者には放射線療法または前立腺全摘除術が積極的に選択される。放射線療法は短期間（4〜6カ月）のホルモン療法併用が推奨される。小線源療法も一部の症例には適応となり，外照射との併用を行うこともある。前立腺全摘除術では骨盤内リンパ節郭清に限局郭清は推奨されず，拡大郭清を行うことが推奨されている。

高リスク群

　放射線療法，前立腺全摘除術，ホルモン療法が選択肢となるが，特に超高リスク群では局所療法と全身療法を併用した集学的治療が考慮される。放射線療法は2〜3年のホルモン療法を併用した外照射が推奨される。前立腺全摘除術の適応がある場合，リンパ節郭清は拡大郭清が推奨される。性機能温存目的の神経温存は適応とならないことが多い。術後補助療法の方法や時期は，摘出標本の病理組織学的所見や術後のPSA値の推移から判断する。

> **Point**
> - 治療方針を考える際の最大のポイントは，リスク分類，患者年齢や期待余命，そして最終的には患者自身の治療に対する考え方や希望から総合的に判断することである。

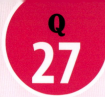

ノモグラムにはどのようなものがありますか？どのように使えますか？

生検での癌検出率，病理病期，治療後の予後などの臨床的エンドポイントを予測する前立腺癌ノモグラムが報告されている。各ノモグラムの作成された内容と背景を熟知したうえでの使用が推奨される。

前立腺癌診療におけるノモグラム

　複数の因子から正確な予測値が得られるノモグラムは前立腺癌診療においても有用である。前立腺全摘標本の病理病期を予測するテーブル型のPartinノモグラム以降，さまざまな臨床的エンドポイントを予測するノモグラムが作成されてきた 表1 。Partinノモグラムは臨床病期・術前PSA値，生検Gleasonスコアの3つの予測因子からなるシンプルで使用しやすいノモグラムである。さらに多くの予測因子からの予測が可能なKattan-typeのノモグラムもあり，予測因子データをプロットすることで正確な予測値が得られる 図1 。ノモグラムによってはウェブ上で提供され，より簡便に予測値が得られるものもある。

ノモグラム使用上の注意

　ノモグラムによる予測値は現状では最も信頼できるが，患者背景や診断・治療法が違えばアウトカムも異なりノモグラムの精度にも影響を与えることに留意すべきである。例えば，近年広く施行されている拡大リンパ節郭

清症例のリンパ節転移予測においては，拡大リンパ節郭清症例に基づいて作成されたノモグラムの使用が妥当であろう。また病理標本評価法も時代によって異なるため，予測を試みる症例とできるだけ同じ評価法に基づくノモグラムの使用が望ましい。前述のPartinノモグラムのみが病理標本評価法の変遷を反映して随時アップデートされている。最新の2016年度版においてはISUP2014に基づいた病理標本評価が施行され，ISUP2014のグループ分類が採用されている。

多くのノモグラムでは外部データでの検証により汎用性が示されているが，限界を十分に理解したうえでの使用が望ましく，決して予測値のみに基づいて治療方針などが決定されることがあってはならない。

予測を試みる臨床状況	予測するアウトカム
生検診断前	・生検における癌検出（初回生検，再生検） ・臨床的に意義のある癌
生検診断後，治療前	・病理病期（前立腺外浸潤，精嚢浸潤，リンパ節転移） ・全摘標本におけるGleasonスコアのアップグレード ・臨床的に意義のない癌 ・（治療前のデータを用いた）治療後のPSA非再発
治療後	・（治療後のデータを用いた）治療後のPSA非再発 ・治療後の前立腺癌死・全生存 ・治療後の遠隔転移 ・PSA再発後の前立腺癌死

表1 前立腺癌診療において使用可能なノモグラム

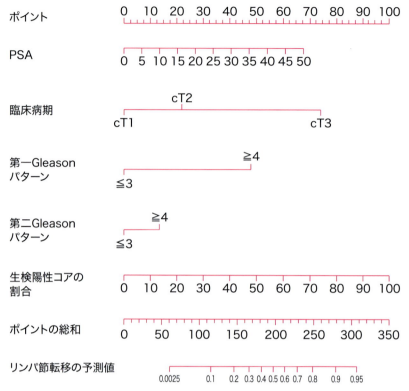

各予測因子のデータをプロットすることで得られるポイントの総和からリンパ節転移の予測値を得ることができる。

(Briganti A, et al.: Updated nomogram predicting lymph node invasion in patients with prostate cancer undergoing extended pelvic lymph node dissection: the essential importance of percentage of positive cores. Eur Urol 2012; 61: 480-487. より引用改変)

図1 Kattan-type のノモグラムの一例

- さまざまな臨床的エンドポイントを予測する前立腺癌ノモグラムが報告されている。
- 各ノモグラムが作成された内容と背景(患者集団, 治療内容, 画像・病理評価など, 予測因子, 外部データでの検証の有無など)を確認したうえで使用すべきである。

III

監視療法・根治療法

Ⅲ　監視療法・根治療法

監視療法と待機療法の違いは？

両者とも癌と診断されても即時に治療をせず無治療経過観察を行う点では共通しているが，監視療法は転移が出現する前に根治治療を行うことを前提としていることに対し，待機療法は癌による臨床症状が出現してから緩和目的で治療（多くはホルモン療法が選択される）を行うことを前提としている。

PSA測定を契機に診断されるスクリーニング発見癌への戦略

　PSA測定は早期前立腺癌の発見に貢献し，前立腺癌死亡率の低下にも寄与しているが，PSA測定を契機に診断されるスクリーニング発見癌のなかには必ずしも生命予後に悪影響を及ぼすとは限らない高分化型前立腺癌も少なからず含まれる。高分化型前立腺癌であれば15年間無治療でも9割は癌死しないとの報告もある。

　一方で，このようなスクリーニング発見癌患者の多くは根治治療がなされてきている。生命予後を脅かす癌に対する根治治療は有効であるが，根治治療に伴う手術後の勃起不全や尿失禁，小線源治療後の排尿障害，外照射後の直腸障害などの合併症や，医療経済面でのデメリットは無視できない問題である。スクリーニング発見癌のなかで当面生命予後に影響を与えないと考えられるリスクの低い癌に対する過剰治療を回避するための唯一の現実的な戦略が監視療法である。

監視療法

　監視療法（active surveillance；AS）とは，前立腺癌と診断されても直ちに治療を開始せず無治療で経過観察し，病勢進行があると判断された場合に手術や放射線療法などの根治的治療を行う方法である。根治可能な時期を逸しないように治療介入できるよう，PSA測定や前立腺再生検などの検査を定期的に行うことが必須とされている。

待機療法

　一方，「待機療法（watchful waiting；WW）」は，癌による臨床症状が出現してから症状緩和目的にホルモン療法を行うもので，ASとWWは根本的にコンセプトが異なる 図1 。

　WWの経過観察の方法は，多くのケースで前立腺再生検は行われていないことも特徴である。しかし，ASとWWはシームレスな関係であり，例えば68歳で監視療法を開始した患者が，74歳になって再生検で病理学的悪化を認めた場合，ここで根治治療を行うことがASであるが，その患者が手術や放射線治療はしたくないと拒否したため，転移が出てくるまで無治療経過観察を続けるという方針に切り替えた場合，これは監視療法から待機療法への移行となる 図2 。

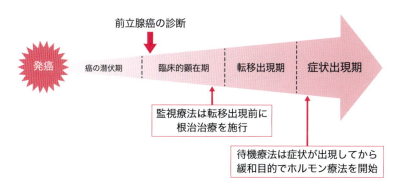

図1 監視療法および待機療法における治療介入のタイミング

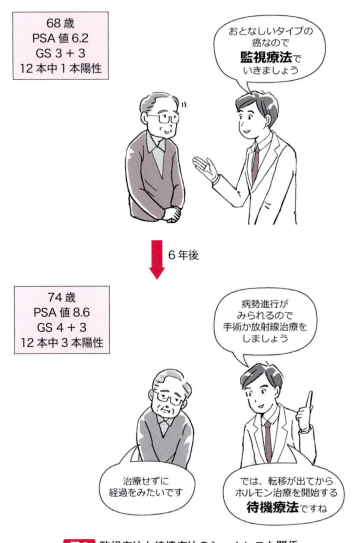

図2 監視療法と待機療法のシームレスな関係

監視療法か，待機療法か

　ASかWWかを選択する際の規準の1つに期待余命があり，期待余命が10年以上あればASの方針でいくことが現実的である．

- 待機療法は癌による臨床症状が出現してから緩和目的でホルモン療法を行うことを前提とし，無治療経過観察を行う。
- 監視療法は病勢進行を認めた時点で根治治療を行うというコンセプトのため，PSA測定や前立腺再生検などの検査を定期的に行い，根治可能な時期を逸しないよう注意深い観察が重要である。

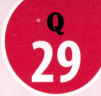

Ⅲ 監視療法・根治療法

監視療法はどのような患者に，どのように行うべきですか？

腫瘍量の少ない低リスク前立腺癌が適応となるが，最近では比較的高齢者には中間リスク前立腺癌まで適応とされるようになりつつある。定期的な PSA 測定および再生検を行い，時機を逸せず積極的治療への移行を勧告する。

監視療法の適応

現在，世界ではいくつかの監視療法に関する前向き研究が進行中である。その患者選択規準は，いわゆる D'Amico のリスク分類における低リスク癌の定義よりやや厳しいものになっており **表1**，陽性コア本数や陽性コア中の癌占拠率を規定しているものが多い。特に Prostate Cancer Research International Active Surveillance（PRIAS）study と Johns Hopkins 大学の規準では，PSA 濃度（PSA density）を規定することによってさらに安全性を担保している。

一方近年，いくつかの監視療法研究グループから非常に良好な長期成績が報告されている。それらの結果を受けて，監視療法の適応は緩やかになりつつある。具体的には，比較的悪性度の低い中間リスク前立腺癌（Gleason スコア 3 + 4）までが監視療法の候補と考えられるようになってきた。

	Japanese AS study	PRIAS	Canada (Klotz)	Johns Hopkins Univ. (Carter)
PSA (ng/mL)	≦20	≦10	≦10 (70歳以上：≦15)	規定なし
PSA濃度 (ng/mL/mL)	規定なし	<0.2	規定なし	<0.15
臨床病期	T1c, N0, M0	T1c or T2, N0, M0	T1c or T2a, N0, M0	T1c, N0, M0
陽性コア数	<3	<3	規定なし	≦2
Gleasonスコア	≦6	≦3+3=6 (70歳以上：≦3+4=7)	≦3+3=6 (70歳以上：≦3+4=7)	≦3+3=6
コア中癌占拠率	≦50%	規定なし	規定なし	≦50%

Japanese AS study：わが国の厚生労働省班研究

表1 患者適格規準

監視療法の方法

　監視療法開始後の経過観察方法も各プロトコールによって多少の差異はあるが，基本的には定期的なPSA測定と再生検を行うことで一致している **表2**。しかし再生検は患者の身体的および精神的負担が大きい。そのため，それに代わる方法としてmulti-parametric MRIの有用性が評価されつつある。

　北欧では低リスク癌の約7割が，超低リスク癌の約9割が初期治療として監視療法を選択している。今後のデータの蓄積によって，より安全な監視療法がわが国でも一般化することを期待する。

	Japanese AS study	PRIAS	Canada (Klotz)	Johns Hopkins Univ. (Carter)
PSA測定	3カ月ごと	3カ月ごと（2年目以降は6カ月ごと，4年目以降は1年ごと）	3カ月ごと	6カ月ごと
直腸診実施	6カ月ごと	生検時	6カ月ごと	6カ月ごと
経直腸超音波検査	6カ月ごと	規定なし	規定なし	規定なし
再生検	開始後1年目	開始後1, 4, 7, 10年およびPSADTが10年未満	開始後6〜12カ月後，その後は2〜3年ごと	適宜（1年ごと）
積極的治療勧告トリガー	再生検での病理所見悪化，PSADT：2年未満	再生検での病理所見悪化，臨床病期がT3以上	再生検での病理所見悪化，PSADT：3年未満	再生検での病理所見悪化

Japanese AS study：わが国の厚生労働省班研究，PSADT：PSA doubling time（PSA倍加時間）

表2 経過観察方法

- 監視療法は過剰治療を防ぐ，理論的で安全な治療選択肢である。その概念をよく理解したうえで，適正に患者を選択し，決められたプロトコールに従って運用することが重要である。

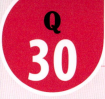

Ⅲ 監視療法・根治療法

監視療法を行った患者の予後は？実際にどこまで安全なのでしょうか？

監視療法が適切に選択された患者で，かつ適切に経過観察が行われた監視療法の患者の中期的な生命予後は良好で安全性は問題ないと思われる。さらに根治治療としての手術や放射線治療との予後に差がない可能性がある。

大規模前向きコホート研究における予後

　これまでに3つの大規模前向きコホート研究が報告されており，予後についても検討が行われている 表1 。

　米国 Johns Hopkins 大学では1995年から研究が開始され1,298人が登録され，10年と15年の疾患特異的生存率はともに99.9％，全生存率93％と69％であった。1995年より開始されたカナダの Toronto 大学の研究では993人が登録され，10年と15年の疾患特異的生存率はそれぞれ98％と94％であった。2006年から登録が開始された国際多施設共同研究である Prostate Cancer Research International Active Surveillance (PRIAS) study（わが国では PRIAS-JAPAN とよばれる）では，登録された2,494人の前立腺癌死はゼロであったことが2013年に報告された。

　これらの報告より監視療法の中期的な安全性は問題ないと思われる。

	John Hopkins 大学	Toronto 大学	PRIAS
研究開始	1995 年	1995 年	2006 年
直近の報告	2015 年	2015 年	2013 年
登録患者数	1,298 人	993 人	2,494 人
治療開始率	10 年：50%, 15 年：57%	—	治療無開始率 2 年：77.3% 4 年：67.7%
無転移生存率	10 年：99.4%, 15 年：99.4%	10 年：98%, 15 年：94%	—
疾患特異的生存率	10 年：99.9%, 15 年：99.9%	—	100%
全生存率	10 年：93%, 15 年：69%	10 年：80%, 15 年：62%	—

表1 大規模前向きコホート研究における予後

比較試験における生命予後

　限局性前立腺癌患者 1,643 人を対象に監視療法，手術，放射線治療の 3 群に割り付ける無作為比較対照研究の 10 年間の成績が報告された。3 群の 1,000 人年あたりのイベント数は，癌特異的死亡でそれぞれ 1.5，0.9，0.7，全死亡ではそれぞれ 10.9，10.1，10.3 とともに有意差を認めなかったが，臨床的進行と転移の出現数は監視療法が有意に高かった。これは監視療法群には生検陽性コア数の制限がないこととプロトコール生検が設定されていないことで根治治療開始時期が遅れた事例があることが影響していると推測される。

この結果は監視療法の安全性を担保するためには，対象となる患者の選択，監視療法中の経過観察方法，さらに積極的治療開始基準の設定が大変重要であることを示唆している。

> **Point**
> - 監視療法の対象になる患者は前立腺癌による症状をほとんど自覚していないことが多い。監視療法の期間が長くなると患者本人が前立腺癌であること忘れたり，前立腺癌は治ったと思い込んでしまったり，あるいは治療をしないため通院の必要性を感じなくなったりして，通院を自己中止してしまう可能性がある。これは根治治療のタイミングを逸することに繋がりかねず避けなければいけない。監視療法開始時や受診ごとに監視療法の意義と通院の重要性を十分説明することが重要である。

Ⅲ　監視療法・根治療法

前立腺全摘除術がふさわしい患者と放射線治療がふさわしい患者，どう違うのでしょうか？

前立腺全摘除術は閉塞性排尿障害を有する場合や術後集学的治療により予後改善が期待される患者にふさわしく，放射線治療は合併症のため手術困難な場合や短期的な性機能温存を望む患者にふさわしい。

前立腺全摘除術が推奨される点

　閉塞性排尿障害を有する患者は放射線治療では尿路有害事象を生じる頻度が高いため，手術による前立腺摘出により改善効果がある。

　前立腺癌の臨床診断は前立腺生検および画像診断によるため，前立腺癌の全体像を把握するには限界がある。全摘出標本の病理組織学的診断により正確なGleasonスコア，被膜外浸潤やリンパ節転移の有無といった情報確認ができるため，術後のPSAおよび推移を加味しながら最適な治療を選択できる。

　また，前立腺全摘除術後の救済放射線治療は考慮される反面，放射線治療後の前立腺全摘除術は遷延する尿失禁などの合併症が危惧される。最近では，ロボット支援前立腺全摘除術（robotic-assisted laparoscopic radical prostatectomy；RALP）導入後の技術向上で特に高リスク群に対する拡大摘除や拡大リンパ節郭清による予後改善や，神経温存時の術後性機能回復の可能性が示唆されている。

放射線治療が推奨される点

　前立腺癌の治療対象となる年齢層では，合併症を有する患者が多い。このため，手術侵襲によるリスクのある患者には手術と同等の成績が期待できる放射線治療が推奨される。中間リスク以上では，ホルモン療法併用や高線量の放射線治療により良好な治療成績が期待できる。また，性機能に関しては長期的には低下することが多いが治療早期は機能温存できるためQOLの維持が可能である。

前立腺全摘除術	放射線治療
・閉塞性排尿障害に改善効果 ・摘出標本にて評価可能 ・PSA低下継続にて根治確認が容易 ・局所再発単独では救済放射線治療にてsecond cureが可能 ・高リスクでも拡大摘除，拡大リンパ節郭清により予後改善の可能性	・低侵襲 ・性機能温存が可能 ・リスク分類に応じた至適線量が選択可能 ・N1前立腺癌に対してホルモン療法と併用し予後改善の可能性

表1 前立腺全摘除術と放射線治療の推奨ポイント

Point
● 表1にまとめた。

Ⅲ 監視療法・根治療法

前立腺全摘除術の各種術式の利点・欠点と治療成績は異なるのでしょうか？

開腹手術（RRP），腹腔鏡手術（LRP），ロボット手術（RALP）の腫瘍制御の成績は同等であり，手術侵襲は RALP，LRP が RRP より優れ，RALP は RRP，LRP より早期の機能回復が期待できる。

前立腺全摘除術の各種術式

　現在，わが国において保険診療の適用となる術式として，開腹下恥骨後式前立腺全摘除術（retropubic radical prostatectomy；RRP），ミニマム創内視鏡下前立腺全摘除術，腹腔鏡下前立腺全摘除術（laparoscopic radical prostatectomy；LRP），ロボット支援前立腺全摘除術（robotic-assisted laparoscopic radical prostatectomy；RALP）がある。各術式の長所および短所を 表1 に示す。

　LRP の登場により RRP の欠点の一部は克服された。しかし，高い腹腔鏡手技が求められ，長い learning curve を必要とする。RALP は，3次元，拡大明視野の下，自由度の高い多関節鉗子を用いた精緻な手術操作が可能であり，LRP の経験の有無に関係なく，短い learning curve で習得可能である。2012 年に保険適用となり，わが国においても急速に手術数も増加し，限局性前立腺癌に対する標準術式となっている。各術式の手術侵襲，腫瘍制御，機能温存の比較を 表2 に示す。しかし，実臨床においては，各術式の術者による熟練度は大きく異なるため，単純にそれぞれの優劣を決定することは困難である。

手術侵襲

RALPおよびLRPはRRPと比べて,出血量および輸血率が低く[1],この点が重要な長所の1つと考えられる。合併症発生率は術式による差がないか,もしくはRALPおよびLRPのほうがRRPと比べて低い。尿道カテーテル留置や入院期間については,米国と欧州で入院に関する医療事情が大

術式	長所	短所
開腹下恥骨後式前立腺全摘除術(RRP)	・術野が広い ・手術手技習得が比較的容易 ・手術費用が安価	・創部が大きく,術後回復が遅い ・出血量が多い ・精緻な神経温存に難がある
ミニマム創内視鏡下前立腺全摘除術	・RRPと比較して,創が小さい	・RRPと比較して,手術手技習得に時間を要する ・専用の手術器具を必要とする
腹腔鏡下前立腺全摘除術(LRP)	・創が小さく,術後回復が早い ・出血量が少ない ・拡大視野で解剖の認識が容易	・術者および助手ともに十分な経験を必要とする ・手術時間が長い ・手術手技習得に時間を要する ・RALPと比較して,精緻な手術手技が困難な場合がある ・専用の手術器具を必要とする
ロボット支援前立腺全摘除術(RALP)	・創が小さく,術後回復が早い ・出血量が少ない ・拡大視野で解剖の認識が容易 ・神経温存,前立腺尖部処理,尿道膀胱吻合が容易 ・手術手技習得が比較的容易	・専用の手術器具を必要とする ・手術費用が高い ・触覚がない ・開腹手術へ移行する場合,LRPと比べて時間を要する

表1 各種術式の長所と短所

項目		各種術式の差
手術侵襲	手術時間	RRP > RALP > LRP
	出血量	RALP = LRP > RRP
	輸血率	RALP = LRP > RRP
	尿道カテーテル留置期間	RALP ≧ LRP > RRP
	入院期間	RALP ≧ LRP > RRP
	合併症発生率	RALP = LRP ≧ RRP
腫瘍制御	断端陽性率	RALP = LRP = RRP
	生化学的再発率	RALP = LRP = RRP
機能温存	尿禁制	RALP ≧ LRP = RRP
	性機能	RALP ≧ LRP = RRP

RRP：開腹下恥骨後式前立腺全摘除術，LRP：腹腔鏡下前立腺全摘除術，
RALP：ロボット支援前立腺全摘除術

表2 各種術式の手術侵襲，腫瘍制御，機能温存に関する比較

きく異なるため，その評価は難しい点もあるが，RALPがRRPとLRPと比べて，入院期間および尿道カテーテル留置期間の短縮が認められる。

腫瘍制御

　RALPの断端陽性率および生化学的再発率は，LRPおよびRRPと同程度である[2]。また，RALPの断端陽性率，生化学的再発率は，十分な症例数を積むことでRRPより改善する可能性があることも明らかになってきている。

機能温存

機能温存については評価方法や評価時期などが報告により異なり，単純に各術式の差を評価するのは難しい状況にある．また，わが国の男性の性的活動は欧米と比べて低く，海外のデータをわが国にそのまま当てはめることは妥当ではない．尿禁制率は RRP と LRP で同等であり，RALP は，RRP および LRP と比べてより早期の改善が認められる[3]．性機能についても，RALP が RRP および LRP と比べて改善率が良好である[4]．

今後の展望

前述の比較は限局性前立腺癌に対する成績によるものである．最近，高リスク例に対する拡大リンパ節郭清術併用 RALP や，放射線療法後の生化学的再発例に対する salvage RALP の成績が報告されている．手術療法の適応は大きく変化する可能性があり，今後の症例蓄積および解析が待たれる．

- 低侵襲性で RALP，LRP が優れていることは明らかであり，RALP は LRP と比べ手技習得が容易で，精緻な尿道膀胱吻合，神経温存も可能である．
- 今後，RALP の適応は変化していく可能性があり，最新の動向を注視していく必要がある．

文献

1) Novara G, et al.: Systematic review and meta-analysis of perioperative outcomes and complications after robot-assisted radical prostatectomy. Eur Urol 2012; 62: 431-452.
2) Yaxley JW, et al.: Robot-assisted laparoscopic prostatectomy versus open radical retropubic prostatectomy: early outcomes from a randomized controlled phase 3 study. Lancet 2016; 388: 1057-1066.
3) Ficarra V, et al.: Systematic review and meta-analysis of studies reporting urinary continence recovery after robot-assisted radical prostatectomy. Eur Urol 2012; 62: 405-417.
4) Ficarra V, et al.: Systematic review and meta-analysis of studies reporting potency rates after robot-assisted radical prostatectomy. Eur Urol 2012; 62: 418-430.

Ⅲ　監視療法・根治療法

骨盤リンパ節郭清は必ず必要でしょうか？拡大郭清はどのような患者にすべきですか？

低リスク前立腺癌では必要ないが，中間リスク〜高リスク前立腺癌では外腸骨・閉鎖・内腸骨領域を含む拡大骨盤リンパ節郭清を施行すべきである。

前立腺癌に対するリンパ節郭清の意義

　前立腺癌に対するリンパ節郭清の意義は，転移診断と治療効果の両面が挙げられる。拡大リンパ節郭清では摘出リンパ節個数が増加し，より正確な転移診断が可能となり診断的意義が高くなる。治療効果に関して，摘出リンパ数が多いほど予後が良好との報告が多く，拡大郭清にて微小転移を除去することで予後改善につながる可能性が示唆されている。

　現在のところ，低リスク癌（PSA＜10ng/mL，Gleasonスコア≦6，T1〜T2a）ではリンパ節郭清は省略可能とされているが，中間リスク以上では術式にかかわらず拡大リンパ節郭清を施行すべきである。より適切な症例選択のために，Brigantiらが提示するような，生検陽性コア数を加えた拡大リンパ節郭清ノモグラムなどの活用も検討の余地があるかもしれない 図1 [1]。

拡大リンパ節郭清の範囲

　拡大リンパ節郭清の範囲に関して統一されたテンプレートは存在しないが，一般には外腸骨・閉鎖・内腸骨郭清が基本範囲とされている 図2 [2]。

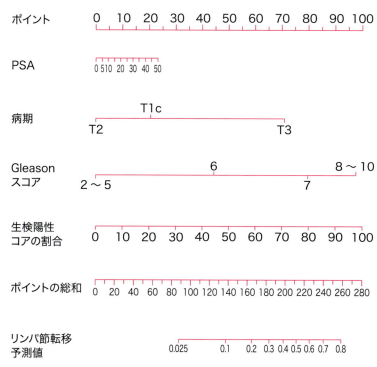

(Briganti A, et al.: Percentage of positive biopsy cores can improve the ability to predict lymph node invasion in patients undergoing radical prostatectomy and extended pelvic lymph node dissection. Eur Urol 2007, 51(6): 1573-1581. より引用改変)

図1 Briganti らの提唱するリンパ節転移予測ノモグラム

　総腸骨血管の尿管交差部まで，もしくは仙骨前リンパ節を加えたほうがよいとの意見もあるが，手術時間の延長や合併症の増加が予想され，症例の選択が今後の課題である。中間リスクでは基本範囲までとし，高リスクではそれ以上を追加するという考え方や，ICG（インドシアニングリーン）などを用いたセンチネルリンパ節郭清などの活用も有効ではないかと考えられる。

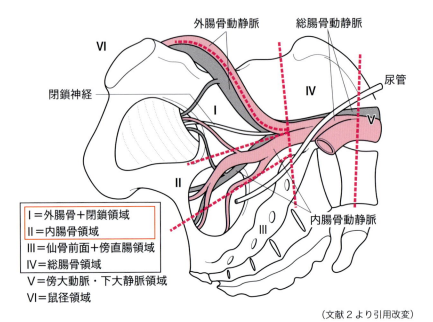

（文献2より引用改変）

拡大リンパ節郭清は，Ⅰ・Ⅱを含む範囲，もしくはⅢ・Ⅳまで拡大した範囲を郭清範囲とする．

図2 リンパ節郭清範囲

- 中間リスク以上の前立腺癌では前立腺全摘除時骨盤リンパ節郭清を施行するべきである．
- リンパ節郭清範囲は，外内腸骨・閉鎖領域の郭清が基本範囲である．

文献

1) Briganti A, et al.: Systematic assessment of the ability of the number and percentage of positive biopsy cores to predict pathologic stage and biochemical recurrence after radical prostatectomy. Eur Urol 2007; 52: 733-743.
2) Mattei A, et al.: The template of the primary lymphatic landing sites of the prostate should be revisited: results of a multimodality mapping study. Eur Urol 2008; 53: 118-125.

Ⅲ 監視療法・根治療法

前立腺全摘除術の合併症とその対策は？

前立腺全摘除術の周術期合併症は直腸や膀胱の損傷，出血などがあり，術後は尿失禁や性機能障害などがある。対策は，術中出血を制御しクリアな術野を維持することである 表1 。

周術期合併症

周術期合併症の頻度は，恥骨後式前立腺全摘除術（retropubic radical prostatectomy；RRP）で17.9％，腹腔鏡下前立腺全摘除術（laparoscopic radical prostatectomy；LRP）で11.1％，ロボット支援前立腺全摘除術（robotic-assisted laparoscopic radical prostatectomy；RALP）で7.8％と報告されている。

● 直腸損傷

頻度：RRP：0.5〜1.5％，LRP：0.7〜2.4％，RALP：0.2〜0.8％。

前立腺は骨盤腔の最深部に位置し，その背側に直腸が接している。直腸損傷は前立腺背側のDenonvilliers筋膜を剥離する際に生じる合併症である。

術中に損傷を確認した場合は前立腺摘出後に骨盤内を十分に洗浄し，損傷部を2層縫合する（primary closure）。縫合が不確実であったり，広範囲の損傷例では人工肛門の造設も考慮する。

● 腸管損傷 図1

頻度：LRP：0.02〜0.1％，RALP：0.04〜0.6％。

	合併症	予防および治療
周術期	直腸損傷	術中に縫合，人工肛門造設も考慮
	小腸損傷	術中に縫合，腸管切除も考慮
	イレウス	NPO，イレウス管，癒着剥離術
	膀胱尿道吻合部リーク	尿道カテーテル留置
	深部静脈血栓症 肺梗塞	弾性ストッキング，フットポンプ，抗凝固療法，血栓溶解，手術
術後	尿失禁	神経温存，膀胱頸部温存，骨盤底再建など
	男性機能障害	神経温存，PDE-5
	尿道狭窄	確実な吻合，尿道切開術
	鼠径ヘルニア	内鼠径輪の温存，精管の腹膜固定，根治術

NPO：non post operative，PDE-5：ホスホジエステラーゼ5（PDE5）阻害薬

表1 前立腺全摘除術の合併症と対策

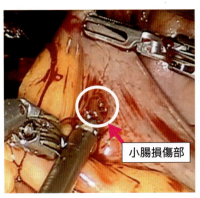

ロボット支援前立腺全摘除術において，鉗子の交換時に交換する鉗子を誤り，コンソール視野外で鉗子（モノポーラ・シザース）が小腸を貫通した。

図1 小腸損傷

　経腹膜的に施行する鏡視下手術において，ポート設置や鉗子交換の際に生じる合併症である．損傷が軽度であれば損傷部位の縫合，損傷が高度で

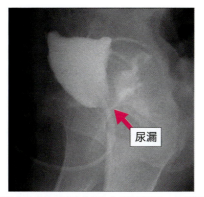

術後の尿道造影で膀胱尿道吻合部からの造影剤リークが認められた。

図2 膀胱尿道吻合部リーク

あれば腸管切除を必要とする。
- **膀胱尿道吻合部リーク** 図2

　膀胱尿道吻合部リークは縫合操作に制限のある RRP や LRP で多い傾向があるが，後腹膜アプローチであれば通常は尿道カテーテル留置期間を延長することで閉鎖する。
- **イレウス**

　RALP では経腹膜アプローチのため術後腸管癒着が生じる。また，膀胱尿道吻合部リークなどが原因となることもある。
- **深部静脈血栓症**

　頻度：0.5〜1.0％。

　予防法として"肺血栓塞栓症 / 深部静脈血栓症の診断，治療，予防についてのガイドライン"に従い，弾性ストッキングや間欠的空気圧迫法を行う。最高リスク例には低分子ヘパリンも考慮する。

術後合併症

- **尿失禁**

　術後 12 カ月の尿禁制率は RRP で 60〜93％，LRP で 66〜95％，RALP で 84〜97％。術後尿禁制の回復には後壁補強や神経血管束の温存

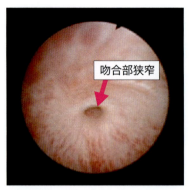

術後の膀胱尿道鏡で膀胱尿道吻合部の狭窄が認められた。

図3 尿道狭窄

が関与する。

● **性機能障害**

術後12カ月の性機能回復率はRRPで26〜63％，LRPで32〜78％，RALPで54〜90％であり，RALPが開腹前立腺全摘除術（open radical prostatectomy；ORP）と比較して有意に優れている。ロボット手術により繊細な神経温存操作が可能となったことによる。

● **膀胱尿道吻合部狭窄** 図3

頻度：RRP：0.8〜3.6％，LRP：0.8〜1.2％，RALP：0.6〜1.2％。

発生要因は吻合部の縫合不全，膀胱頸部の虚血などが考えられ，緩まずかつ締めすぎない吻合を行う。なお，高度狭窄例では拡張や切開術が必要である。

● **鼠径ヘルニア**

いずれの術式においても頻度は12〜24％で，発生時期は主に術後2年以内である。RALP後の鼠径ヘルニア予防として，著者らは腹膜切開を内鼠径輪の内側で止め，精管はクリップにより腹膜と固定する。

> **Point**
> - 前立腺摘除術の合併症予防には出血の制御が重要である。DVC（dorsal vein complex）の確実な処理やこまめな止血により，クリアな術野を維持して手術操作を施行する。
> - 術後合併症には神経血管束の温存が有用である。

Ⅲ　監視療法・根治療法

前立腺全摘除術後のフォローアップ・再発の定義と，再発時の治療について教えてください。

前立腺全摘除術後の再発は臨床的再発とPSAの持続的上昇を指標とするPSA再発（生化学的再発）に大別される。PSA値 0.2ng/mL をカットオフ値としてPSA再発を判定し，救済放射線療法や救済ホルモン療法が選択される。

前立腺全摘除術後のフォローアップ

　PSA測定と直腸診を定期的に実施しながらフォローアップする。フォローアップ間隔の一例を提示すると，最初の3年間は3カ月ごと，その後5年までは6カ月ごと，それ以降は年1回の間隔でフォローアップする。PSAの上昇を伴わない臨床的再発はほとんどないので，前立腺全摘除術後の再発を早期発見するには，PSA測定によるフォローアップが最も重要である。

PSA再発の定義

　論文ではさまざまな定義が使用されているが，「前立腺癌取扱い規約第4版」では，2～4週間の間隔を空けて測定したPSA値が2回連続して 0.2ng/mL 以上になった場合をPSA再発と定義し，初回の変化日を再発日としており，AUAやEAUなど他のガイドラインでもほぼ同様の定義を採用している。PSAが術後一度も 0.2ng/mL 未満に低下しなかった場合は，手術日をPSA再発日とする。

通常，PSA再発に疼痛などの臨床症状を伴うことはなく，画像診断や直腸診で所見が得られることもほとんどない。PSA再発のカットオフ値を0.4ng/mLとすることで，転移発現との相関が高くなるという報告もある。

PSA再発時の検査

　PSAが1.0ng/mL未満の場合には，画像診断を実施しても所見が得られないことが多い。PSA＞10ng/mLあるいはPSA倍加時間（PSADT）＜6カ月，PSA velocity＞0.5ng/mL/月などPSAの動態が急峻である場合にはCTや骨シンチグラフィを実施する。

再発時の治療

　PSA再発を認めた場合，再発部位として，局所再発，リンパ節転移，遠隔転移の可能性があるが，PSA値が低い場合には再発部位の同定は現時点の画像診断能力では困難である。術前およびPSA再発時のPSA値，PSADT，Gleasonスコア，断端陽性，精囊浸潤，リンパ節転移などを考慮しながら，総合的に再発部位を推定する必要がある 表1。再発時の治療選択を行う際には，この作業が必須である。

　局所再発単独であれば，救済放射線療法が有効である。照射線量は

	局所再発	遠隔転移
PSADT	＞6〜10カ月	≦6〜10カ月
PSA velocity	＜0.75ng/mL/年	≧0.75ng/mL/年
PSA再発までの期間	＞1〜2年	≦1〜2年
Gleasonスコア（摘出標本）	≦7	8〜10
切除断端	（＋）	（－）
精囊orリンパ節転移	（－）	（＋）

表1　前立腺全摘除後PSA再発の病変を推定する大まかな指標

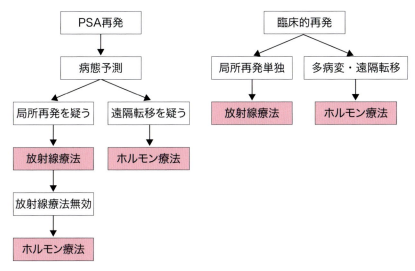

図1 前立腺全摘術後再発の治療フローチャート

66Gy以上が必要とされている。救済放射線療法を開始するタイミングに関しては，PSA値が0.5ng/mL未満で開始するほうがそれ以上で開始するよりも無再発生存率が良好である。＜pT3a，PSA再発までの時間が3年以上，PSADTが1年以上，Gleasonスコアが7未満の場合には経過観察や救済放射線療法の開始を遅らせる選択肢も存在する。救済放射線療法の効果が期待しがたい場合や，救済放射線療法後もPSA値の上昇を認める場合には救済ホルモン療法が選択される 図1 。

　臨床症状を伴う場合には，PSA値にこだわらず画像診断を実施する。CTや骨シンチグラフィなどの画像診断で再発病変が同定可能な場合には，各々の病変に応じた治療を選択する。局所再発のみであれば，放射線療法を選択し，遠隔転移を認める場合にはホルモン療法を選択する 図1 。

Point
- 術後は定期的にPSA値をモニタリングし，0.2ng/mL以上になった場合にPSA再発と判定する。1回のみでなく，2〜4週間後に再度チェックして確認する。
- PSA再発を認めた場合，局所再発なのか遠隔転移なのかを総合的に判断する。
- 局所再発が疑われる場合には，救済放射線療法を選択する。救済放射線療法が無効な場合や遠隔転移を疑う場合は救済ホルモン療法を行う。
- 臨床的再発の場合は再発・転移巣を対象にした治療法を選択する。

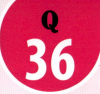

Ⅲ　監視療法・根治療法

放射線外照射の方法の違いについて教えてください。

前立腺癌に対する外照射にはX線治療と粒子線治療があり，X線では強度変調放射線治療，画像誘導放射線治療，定位放射線治療などがある。粒子線には陽子線と重粒子線があり，最近ではスキャニング照射の開発導入も進んでいる。

前立腺癌に対する根治的放射線外照射

　前立腺癌に対する根治的放射線外照射にはX線治療と粒子線治療がある。

　その治療範囲（標的領域）は，前立腺全体に精囊の一部を含めて計画標的体積（planning target volume；PTV）とする場合が多いが，精囊浸潤例では精囊全体を含むなど病期によって適宜必要な領域が設定される。従来は高リスク前立腺癌に対して全骨盤照射を行うことを推奨する臨床試験結果もあったが，現在はホルモン療法を適切に併用することにより全骨盤照射は推奨しないという考えが主流である。したがって，各種外部照射法はいずれも上記PTVに対して線量を集中して照射するために開発されたものである。

X線治療

　X線治療において，従来はそれぞれの方向の照射野がすべて治療すべき領域全体をカバーすることが原則であったが，強度変調放射線治療

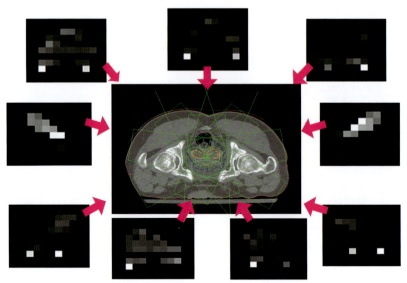

それぞれの照射方向からは標的領域全体を均一にカバーしていないが，最終的に合成した分布では均一にカバーされる．

図1 強度変調放射線治療（IMRT）の照射野形成方法

(intensity modulated radiation therapy；IMRT) の導入により，それぞれの照射野は標的領域を均一にカバーしていなくても多方向からの照射を合成した線量分布が標的領域を均一にカバーするような照射法が可能 図1 となった．これによって線量集中性が向上し，副作用のリスク低減 表1 や線量増加による再発率の低下など治療成績の向上が得られており，すでに標準治療と位置づけられている．

画像誘導放射線治療（image-guided radiation therapy；IGRT）も治療精度の向上として大きな進歩である．事前に刺入した金属マーカーを用いた位置照合やCTや超音波画像を治療室内で撮像するなどの画像誘導技術が導入され，より高い精度で治療が実施できるようになった．

さらに，より強固な固定具の利用などによって再現性を高め，短期少分割で治療を完了する定位放射線治療（stereotactic body radiation therapy；SBRT）も保険収載され，普及しつつある．

報告者	治療法	症例数	線量	分割回数	晩期有害事象 (≧ Grade 2)	
					直腸	尿路
Vora	3次元原体	271	66.0〜71.0Gy	33〜38	16.0%	21.0%
Madsen	定位X線	40	33.5Gy	5	7.5%	22.5%
King		41	36.25Gy	5	15.0%	29.0%
Cahlon	強度変調放射線治療	478	86.4Gy	48	4.0%	16.0%
Takeda		141	76.0〜80.0Gy	38〜40	6.0%	6.3%
Kupelian		770	70.0Gy	28	4.4%	5.2%
Coote		60	60.0Gy	20	9.5%	4.0%
Martin		92	60.0Gy	20	6.3%	10.0%
Schulte	陽子線	901	75.0GyE	39	3.5%	5.4%
Nihei		151	74.0GyE	37	2.0%	4.1%
放医研	重粒子線	2,149	51.6〜66.0Gy RBE	12〜20	0.9%	5.2%

表1 各種外部放射線治療における副作用発生率

粒子線治療

一方，陽子線と重粒子線からなる粒子線治療は，荷電粒子を用いているため，体内の一定の深さで線量のピーク（ブラッグピーク）を形成 図2 し，本来的に線量集中性に優れた放射線である。このピークを標的領域に合わせることにより，複雑な治療計画の工程抜きにIMRTと同等あるいはそれ以上に優れた線量分布の形成が可能である。特に炭素線 図2 を用いた重粒子線治療は，比較的質量の高い粒子を用いるため散乱が少なく，陽子線やX線に比べてより急峻な線量勾配が形成され，正常組織の線量を低

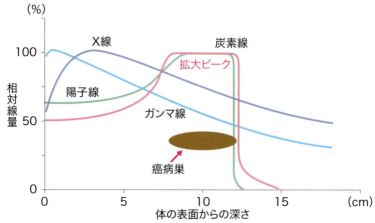

陽子線や炭素線（重粒子線）は深さ方向のピークを形成するため，このピークを標的に合わせることで容易に線量を集中した治療が可能となる。

図2 各種放射線の深部線量分布図

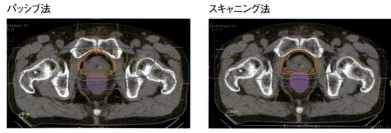

スキャニング法のほうが直腸や股関節などの正常組織への線量を少なくすることができる。

図3 重粒子線におけるパッシブ法とスキャニング法の分布比較

下させることが可能である。結果として重粒子線では直腸障害が非常に低率であるということが臨床的にも示されている 表1 。

　粒子線治療においても技術的な進化がある。パッシブ法とよばれる従来の方法では高線量域が一律に拡大されるため標的の周辺の一部に高線量が照射されていた。これに対し新たに開発されたスキャニング法では，高線量域を自由な形に形成することができ，従来以上に周辺臓器への線量の低下が可能となった 図3 。

- X線治療，粒子線治療それぞれで線量を集中させるための技術が開発されている。
- 線量集中性の向上は副作用の低減，線量増加による治療効果の改善に結びつくと考えられる。

Ⅲ　監視療法・根治療法

放射線外照射のホルモン療法はどのように併用すべきでしょうか？

低リスクでは外照射単独，中リスクでは3〜6カ月の短期ネオアジュバントホルモン療法＋外照射，高リスクではネオアジュバント療法に加えて外照射後の2〜3年のアジュバントホルモン療法の併用が推奨される。

ホルモン療法併用の利点

　前立腺癌はホルモン療法が有効であり，しばしば放射線治療と併用される。ネオアジュバント，すなわち放射線治療前にホルモン療法を併用する利点として，放射線治療の効果を増感する，放射線治療抵抗性の低酸素細胞が減少する，前立腺のサイズを小さくし，照射野が小さくなることにより正常組織の被曝を低減する，などがある。一方，アジュバント，すなわち放射線治療後に併用する利点としては，微小転移などをコントロールする可能性が挙げられる。

　このなかで最も注目されるのは，放射線治療に対するホルモン療法の増感効果である。以前より，外照射にホルモン療法を併用することにより治療成績が向上することが知られていた。近年，中〜高リスク前立腺癌に70，74，78Gyの外照射単独群と6カ月のLH-RHアナログの併用群の比較試験結果が報告されたが，いずれもホルモン療法併用でPSA非再発率が改善していた。注目すべきは，70Gy＋LH-RHアナログは，78Gy単独よりPSA非再発率が良好であった点で，ホルモン療法に大きな増感

効果があることが理解できる。

リスク分類に従った外照射とホルモン療法併用の使い分け

外照射におけるホルモン療法は，前立腺癌のリスクによって使い分けられる 。特別な理由がなければ，中〜高リスクについては，外照射にホルモン療法を併用すべきである。

術後PSA再発に対する外照射とホルモン療法併用

術後PSA再発例に対する放射線治療では，外照射単独にて実施されることが多かった。近年，術後PSA再発例についても，66Gyに6カ月のLH-RHアナログを併用することにより無増悪生存率が改善することが報告された。やがて臨床の現場にも反映されていく可能性がある。

低リスク			
		外照射　70〜78Gy	
中リスク	NHT　3〜6カ月	同時併用	
		外照射　70〜78Gy	
高リスク	NHT　3〜6カ月	同時併用	AHT　2〜3年
		外照射　70〜78Gy	

NHT：ネオアジュバントホルモン療法，AHT：アジュバントホルモン療法

図1 前立腺癌に対する外照射でのホルモン療法併用

Point
- ホルモン療法は放射線治療の効果を増感する。
- 外照射におけるホルモン療法は，前立腺癌のリスクによって使い分ける。

Ⅲ　監視療法・根治療法

放射線外照射の合併症とその対策は？

急性期・晩期合併症がみられるが Grade 3 以上の重篤なものはまれである。
急性期合併症は数カ月で消失するため，対症的に対応する。晩期合併症は難治性であり，Grade 2 以上の直腸・膀胱出血は積極的な加療が望ましい。

合併症の分類と現状

　治療中〜治療後 3 カ月以内に発生する急性期合併症と，それ以降に発症する晩期合併症に大別され，尿路障害と消化管障害（直腸障害）が主なものである 表1, 2 。大部分の急性期合併症は，治療終了後 1〜2 カ月で消失する。一方，晩期合併症は急性期合併症と比較して頻度は低いものの，いったん発生すると難治性であることが多い。現在では，強度変調放射線治療をはじめとする高精度放射線外部照射が普及した結果，Grade 3 以上の重篤な合併症の発生頻度は数％程度まで低下し，外照射は安全性の高い治療法となっている。

急性期合併症とその対策

　頻尿，尿勢低下，排尿時痛などの尿路障害の発生頻度が高く，頻尿は 40〜80％に認められる 表1 。直腸障害としては，頻便，排便時痛，排便時出血などがみられるが，Grade 1 の軽微なものが大多数である 表1 。

尿路障害	直腸障害	発生頻度
頻尿 尿勢低下 排尿時痛	排便回数増加 排便時痛	高 ↕ まれ
肉眼的血尿・尿閉	排便時出血	

表1 主な急性期合併症と発生頻度

尿路障害	直腸障害	発生頻度
頻尿・尿勢低下	排便時出血・ 排便回数増加	高 ↕ まれ
膀胱出血 尿失禁・尿道狭窄	便意切迫・便失禁	

表2 主な晩期合併症と発生頻度

頻尿，尿勢低下に対しては，α1ブロッカーや消炎鎮痛薬が奏効することが多い。急性期の頻尿は，放射線による尿道/膀胱刺激効果に加えて，尿道粘膜炎などに伴う排尿困難が原因となっている場合が多いためである。一方，抗コリン薬の投与は尿閉リスクを伴うため避けたほうが無難である。直腸障害は，加療を要する場合は少ないが，必要があれば肛門挿入（注入）薬などで対症的に対応する。

晩期合併症とその対策

かつては直腸出血が最も問題となる晩期合併症であったが，現在はGrade 2以上の事象の発生はまれである。晩期直腸出血は，放射線治療終了後6カ月から3年の間に発生することが多い。排便回数の増加がときに認められるが，その他の合併症はまれである 表2 。一方，尿路障害は外照射終了後10年を過ぎても発生することが特徴であり長期の経過観

晩期直腸出血	晩期膀胱出血	適応となるGrade
肛門挿入（注入）消炎薬	カルバゾクロム系製剤	1～2
ステロイド注腸		2～3
スクラルファート液注腸		2～3
高圧酸素療法	高圧酸素療法	2～3
アルゴンプラズマ焼灼	経尿道的焼灼	2～3

表3 晩期直腸出血および膀胱出血への主な対処法と適応となるグレード

察が重要である。近年の線量増加に伴い，Grade 2以上の尿路障害は長期でみると20％程度発生することが明らかとなっており，直腸出血に代わる課題と考えられている。尿失禁や尿道狭窄はまれである **表2**。

　Grade 1の直腸出血は経過観察で問題ないが，Grade 2以上の場合はアルゴンプラズマ焼灼術が有効である。ただし，高線量放射線照射後の処置であり焼灼部の治癒遅延や潰瘍形成リスクを伴うため，島状に非焼灼部を残しつつ一度に広範囲の焼灼を避けることが重要である。なお，レーザー焼灼は難治性潰瘍形成リスクが高く，現在は禁忌と考えられている。ステロイド薬やスクラルファート液の注腸，高圧酸素療法なども有効である **表3**。一方，膀胱出血は一過性の場合が多いが，難治性の場合は加療対象となる。軽微な出血の場合は経過観察かカルバゾクロム系製剤を経口投与する。膀胱鏡で出血部位が限局している場合は，焼灼術が奏効する場合が多い。一方，比較的広範囲からのwoogingの場合は，高圧酸素療法の適応となる **表3**。尿道狭窄はまれであるが，排尿困難をきたした場合は，ブジーなどによる拡張術を行う。

- 急性期の頻尿や尿勢低下には，α1ブロッカーや消炎鎮痛薬を優先的に投与する。
- 晩期直腸出血にはアルゴンプラズマ焼灼術が著効を示すが，一気に広範囲の焼灼は行わないようにする。
- 晩期尿路合併症は，外照射終了後10年以降も発症する可能性がある。

Ⅲ 監視療法・根治療法

放射線組織内照射の方法の違いについて教えてください。

線量率の違いで，シード療法とHDRがある。いずれも砕石位とし，TRUSガイド下で行う。シード療法は^{125}Iを永久挿入するが，HDRはアプリケータを一時挿入し，コンピュータ制御下でその内腔を^{192}Irが移動しながら数分で照射する。

組織内照射法

　組織内照射法には，一定時間あたりの照射線量の違いで低線量率照射と高線量率照射に分けられるが，小線源とよばれる密封された放射性同位元素を用いるため，ともに密封小線源治療（ブラキセラピー）とよばれる 表1 。ブラキセラピーでは，0.4〜2.0Gy/hを低線量率，2.0〜12.0Gy/hは中線量率，12Gy/h以上については高線量率と定義され，高線量率照射

名称	方法	使用画像	線源	治療回数	硬膜外麻酔	主な対象	外部照射
低線量率照射	永久挿入	超音波	^{125}I	1回	不要	低リスク	なし*
高線量率照射	一時刺入	CT/超音波	^{192}Ir	数回	要	中〜高リスク	あり**

*中〜高リスク群には併用することがある，**低リスク群に行う場合は併用しない。

表1 密封小線源治療法の違い

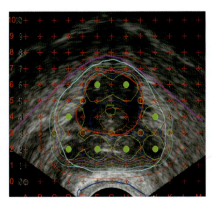 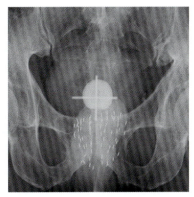

図1 シード療法の超音波画像による治療計画と線源挿入後の確認画像

がHDRとして知られる理由は，high-dose-rate（高線量率）の頭文字に由来する。一方，低線量率照射は小さなカプセル状の線源を前立腺内に永久的に埋め込むことから，シード療法，あるいは永久挿入療法として知られる 図1 。

これらの治療法に共通した利点は，外部照射で生じるセットアップ・エラーや前立腺の動きに対する配慮が不要なことである。また，小線源治療は外部照射と比較すると侵襲性はあるものの，線源に近いほど高い線量が照射されるため，線源配置を工夫することで，膀胱や直腸の線量を抑えながら腫瘍制御に必要な高線量を前立腺に投与することが可能である。

低線量率組織内照射

低線量率組織内照射ではヨウ素125（^{125}I）が充填された数mmのカプセルを腰椎麻酔あるいは全身麻酔下で前立腺内に埋め込む。以前は，術前に取得した経直腸的超音波検査（transrectal ultrasonography；TRUS）によるスキャン画像を用いて，十分な時間をかけて適切な線源の数と位置を決定し，これを再現するように線源の挿入を行っていた（術前計画法）。しかし実際の挿入では前立腺の形や大きさが術前計画と必ずしも一致しないため，刺入直前に計画を行う方法（術直前計画法）や治療中に線量計算を修正しながら行う方法（リアルタイム計画法）が最近では広く採用され

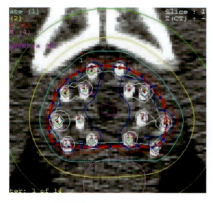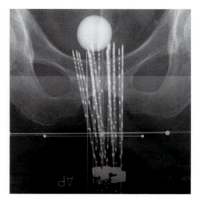

図2 HDR の CT 治療計画とアプリケータ挿入後の確認画像

ている。

　従来は低リスク群にシード単独療法として行われてきたが，ホルモン療法や外部照射を併用することで，中〜高リスク群に対する適応拡大が図られている。

高線量率組織内照射

　一方，高線量率組織内照射はリモートアフターローディング方式（後装填法）を用いることで，低線量率照射で生じる医療スタッフの被曝を解決できる。シード療法と同様，麻酔後に砕石位とし，TRUS ガイド下で12〜20本程度のアプリケータを前立腺内に配置する 図2 。実治療ではこのアプリケータの内腔をイリジウム192（^{192}Ir）がコンピュータ制御のもと，2.5mm ステップで移動しながら照射する。滞溜ポイントの総数が200程度となる点，任意に各ポイントの滞溜時間を変えて線量を調節できる点で，シード療法よりも自由度が高いうえに，時間をかけて治療計画が行える。その反面，照射が数回に分割して行われるため，硬膜外麻酔による疼痛管理やアプリケータのずれを最小限に抑える工夫や体位保持が必要である 表2 。

	低線量率照射		高線量率照射
治療期間（小線源療法）	1日	>	数日
硬膜外麻酔	不要	>	必要
患者の体位保持	不要	>	必要
医療スタッフ・家族の被曝	あり	<	なし
治療計画の自由度	高い	<	とても高い
線源管理	線源ごとに必要	<	照射器のみ
線源移動・迷入	あり	<	なし
治療施設数	多い（各県に数施設）	>	少ない（各地方に数施設）

表2 各治療法の特徴の違い

　外部照射後のブースト照射として，中～高リスク群に行われてきたが，低リスク群に対する単独療法の良好な成績も報告されている。

- ともに前立腺の動きによる影響が少ない照射法である。
- 時間あたりの線量の違いと使用線源が異なる2つの治療法がある。
- 中リスク以上では外部照射を併用することがある。

III 監視療法・根治療法

Q40 放射線組織内照射はどこまで適応可能でしょうか？ホルモン療法の併用は有効ですか？

A 低リスク群から高リスク群まで適応となる 図1 。高リスクになるほど，外照射併用やホルモン療法併用が一般的となる。小さなT3bや膀胱頸部浸潤のみのT4は特に高線量率組織内照射で技術的に照射は可能である。N1やM1は適応外である。

低線量率小線源治療 図2

　永久挿入密封小線源療法とも称される。1990年代に米国で低リスク群に対して手術・外照射と並ぶ標準治療となった。当時は中リスク群には外照射併用が必要とされ，高リスク群には適応外とされた。しかしその後，3次元治療計画コンピュータの普及などにより，中リスク群の一部にも小線源単独で，高リスク群にも外照射併用・ホルモン療法併用（トリモダリティ）で適応可能となってきた。近年では外照射単独よりも外照射＋小線源のほうがむしろ生化学的制御率が良好であるとのデータが蓄積されつつある。

高線量率組織内照射 図3

　高線量率組織内照射は，低線量率小線源治療の歴史とは逆に，外照射併用から始まった。したがって，1990年前後の導入開始当初から中〜高リスク群がよい適応とされた。その後，高線量率組織内照射単独療法（モノセラピー）も導入されたが，その適応として低リスク群を中心とする考え

		低リスク群	中リスク群	高リスク群
外照射併用	考え方A	必要なし		必要
	考え方B	全リスク群で必要なし		
ホルモン療法併用	考え方A		必要なし	必要
	考え方B	必要なし		必要

図1 放射線組織内照射（小線源治療）の適応と外照射・ホルモン療法併用の考え方

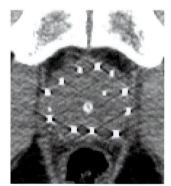

前立腺被膜直下に線源を留置する（辺縁配置法）。直腸側は被膜よりやや内側に留置する。尿道近傍には線源を留置しない。

図2 低線量率小線源治療における線源配置（自験例）

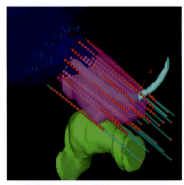

針は前立腺被膜に接して外側にも配置し，精嚢や膀胱の一部まで刺入する．被膜外・精嚢・膀胱頸部まで十分に照射できる．不必要な線源停留位置では照射時間0秒とし，必要な位置では時間を長くする．

図3 高線量率組織内照射における針と臓器の位置関係（自験例）

方と，すべてのリスク群で単独療法は適応可能とする考え方とに分かれている．高線量率組織内照射は，前立腺被膜外まで十分に照射可能で，1回線量が大きい分割照射（寡分割照射）であるため α/β 値の低い前立腺癌に対して生物学的効果線量が高いことが特徴である．

> **Point**
> - 低リスク群は，外照射もホルモン療法も併用しないのが基本．
> - 中リスク群は，高リスクに近いほど外照射やホルモン療法を考慮．
> - 高リスク群は，外照射とホルモン療法を併用するのが基本．

III 監視療法・根治療法

放射線組織内照射の合併症とその対策は？

放射線組織内照射の合併症には周術期，治療後急性期，および晩期合併症がある 表1 。周術期を除けば外照射と同様に尿路障害，消化管障害，性機能障害が主で，予防には治療計画が重要である。

周術期合併症

組織内照射にはヨウ素 125（^{125}I）シード線源を用いた永久挿入密封小線源療法（low dose rate brachytherapy；LDR）とイリジウム 192（^{192}Ir）

	尿路障害	消化管障害	その他
周術期	血尿，尿路感染症	腸管損傷	発熱，疼痛，出血，感染症，血栓塞栓症，神経障害，麻酔による合併症
急性期	頻尿，尿意切迫感，切迫性尿失禁，排尿時痛，排尿困難，尿閉，血尿	排便回数の増加，下痢，便失禁，肛門痛，血便	血精液症，シード線源の移動
晩期	尿道狭窄（排尿困難，排尿時痛など），放射線性膀胱炎・尿道炎（血尿など）	放射線性直腸炎（直腸出血，直腸潰瘍，尿道直腸瘻など）	性機能障害

表1 放射線組織内照射の合併症

線源を用いた高線量率組織内照射（high dose rate brachytherapy；HDR）があるが，どちらも麻酔下にアプリケータ針を刺入する処置が必要であるため，通常の手術と同様に，発熱，疼痛，出血・血尿（輸血が必要となることはまれ），血栓塞栓症などの危険性を伴う．また刺入時やHDRの照射間の体位による神経障害の危険性がある．

急性期合併症（治療後6カ月以内）

急性期合併症は軽微なものがほとんどで，尿路障害としては，頻尿，尿意切迫感，切迫性尿失禁，排尿時痛，排尿困難などが出現するが，通常，数週間で自然軽快する．長引く場合も3カ月をピークに以後改善し，約12カ月で治療前の状態に戻るといわれている．約5％に一時的な尿閉が発生する．また血尿や血精液症が治療後初期によく認められる．消化管障害としては，排便回数の増加，肛門痛，血便などがある．LDRの場合，約半数にシード線源が肺などの他臓器へ移動することがあるが，通常無症状，無害であり処置は不要である．

晩期合併症（治療後6カ月以後）

急性期の尿路障害が継続するものがあり，放射線照射による尿道炎や尿道狭窄が原因と考えられる 図1 ．尿道狭窄は外照射に比べ頻度が高く注意が必要である．また放射線性膀胱炎・尿道炎により血尿が出現することもある．消化管障害としては放射線性直腸炎による無痛性，間欠性の直腸

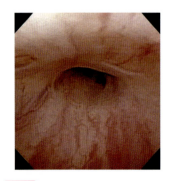

図1 放射線組織内照射後に発生した尿道狭窄

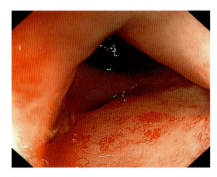

図2 放射線性直腸炎による直腸出血

出血がある 図2 。きわめてまれであるが，重篤な場合，直腸潰瘍や尿道直腸瘻を生じることがある。組織内照射は手術，外照射，ホルモン療法に比べ性機能の温存に関しては優れているが，約20～30%の症例において性機能障害を生じるとされている。

合併症の対策

　治療計画において正常組織への照射線量を極力抑えることや，HDRの場合needle displacementを防ぐことが合併症を予防するために非常に重要である。合併症が生じた場合は保存的治療が中心となる。

● 尿路障害

　急性期尿路障害は針刺入による前立腺の浮腫が原因の1つと考えられるため，症状が強い場合はα1ブロッカーが用いられる。高度尿道狭窄に対しては内視鏡手術が適応となる場合がある。また保存的治療でコントロール困難な放射線性膀胱炎・尿道炎には高圧酸素療法が考慮される。

● 消化管障害

　放射線性直腸炎による直腸出血が最も重要な合併症であり，保存的治療でコントロール困難な場合にはアルゴンプラズマ凝固止血や高圧酸素療法が考慮される。大腸内視鏡検査の際，前立腺部の直腸生検は潰瘍や瘻孔を助長するので禁忌とされており，検査医に情報提供する必要がある。重篤な直腸潰瘍や尿道直腸瘻を生じた場合は人工肛門造設術が必要となる。

● 性機能障害

　放射線療法に起因する勃起障害は血管障害によるものと考えられるので，その予防と治療にPDE5阻害薬が有効とされている。組織内照射において早期にPDE5阻害薬を用いることにより，長期にわたり勃起機能が保たれたという報告がある。

- 組織内照射の合併症は軽微なものがほとんどであるが，まれに重篤なものも含まれ内視鏡的あるいは外科的治療が必要な場合がある。
- 予防としては治療計画が重要であるが，HDRに関してはneedle displacementに注意が必要である。

III 監視療法・根治療法

放射線療法後のフォローアップ・再発定義と，再発時の治療について教えてください。

PSA nadir から 2ng/mL 上昇した場合を一般に PSA 再発とする。PSA 再発に対して経過観察と検査のうえ，局所治療の適応があるか検討し，転移にはホルモン療法，病巣がない場合には観察も選択肢となる。

根治的放射線療法後のフォローアップ

通常は 3〜6 カ月おき，5 年以降は 6〜12 カ月おき，10 年以降も年 1 回は PSA 測定により行い，PSA が高値の場合には直腸診を併用する。

PSA 再発の定義

さまざまな方法が考案されているが，現在は PSA nadir から 2ng/mL 上昇した場合，その時点を PSA 再発とする Phoenix 定義が多く利用されている。ホルモン療法併用の場合でも小線源療法の場合でもこの定義は適用可能である。この定義は臨床的再発とは異なり，あくまで再発の代用にすぎず，偽陽性のこともあるため，救済治療の介入目的に使用してはならない。放射線療法後に一過性の良性の PSA 上昇（バウンス）が照射 1〜3 年後に生じることは特に非高齢層には珍しくなく，注意深い経過観察により再発との鑑別が可能になる。また，若く健康な患者（期待寿命が 20 年以上）の場合には nadir から PSA 上昇が連続し続ける際に nadir ＋ 2ng/mL に達する前に再発を疑う必要がある。放射線療法後に PSA が 4ng/

mL以下にならずPSAが増加し続ける場合には，すでに転移を伴っている場合が多い．2年以内の前立腺生検では局所再発の判断はできない．

再発時の治療

PSA再発を生じた場合に第一に考慮しなければならないことは，局所治療による救済療法が適応となるのかを判断することである．特に期待余

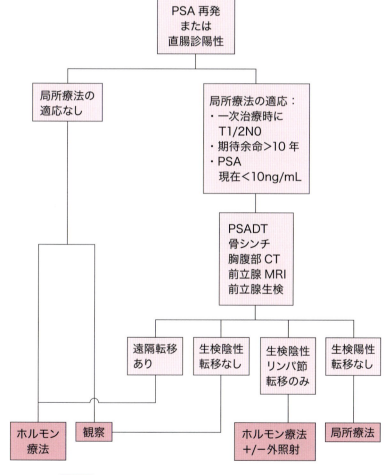

図1 PSA再発に対する検査と治療のフローチャート

命が10年以上の患者については局所再発のみであるかを各種検査により十分吟味する必要がある．もし遠隔転移がなく局所再発のみと判断される場合には，救済療法として局所治療（前立腺全摘除術，小線源治療，凍結療法など）が治療の選択肢になる．PSA再発が生じた時点で，局所治療の適応がない患者の場合，遠隔転移や症状がある場合にはホルモン治療による救済療法は適応となる 図1．

●救済療法として局所療法が適応になりうる患者

一次治療時にT1-2N0症例であり，再発時のPSAが10ng/mL未満でなるべく低いうちに検査を進める必要がある．検査としてPSA倍加期間（PSADT），胸腹部CT，骨シンチグラフィ，前立腺MRI（multiparametric MRIやMR spectroscopy），前立腺再生検（mapping biopsyやMRIガイド生検），将来的には新規PET検査が必要である．前立腺内の局所再発のみが生じていると判断された場合には，前立腺全摘除術，小線源治療（^{125}Iシード永久挿入療法ないし^{192}Ir高線量率組織内照射），凍結療法により，3～6割の制御が期待される．しかし，これらの救済療法は一次治療に比べて有害事象が多くなる．このため，前立腺内の再発部位が限局している場合には，低侵襲な救済療法であるfocal therapyの適応も検討される．これには小線源治療，凍結療法，高密度焦点超音波療法（high-intensity focused ultrasonography；HIFU）などが含まれ，臨床研究が現在進められている 表1．

局所療法	前立腺摘出術 小線源治療 凍結療法
focal therapy	小線源治療，凍結療法，HIFU
全身療法	ホルモン療法
観察療法	

表1 放射線療法後再発の救済治療

● 救済局所療法の適応とならない患者

　ホルモン療法か観察療法が主体となる。ホルモン療法の介入の良い適応として，遠隔転移や症状の出現，PSADT が短い (6 カ月未満) 場合が考えられる。それ以外の場合には介入時期の判断は個別化される。介入時の PSA が 10ng/mL 以下であればより長期的な生命予後を期待しやすいが，ホルモン療法は非常に長期の介入となりがちであり，安易な介入や過剰治療にも注意しなければならない。PSADT が非常に長い場合には PSA 50ng/mL まで，または症状が出るまで待機する考え方もあり，患者への説明・理解と情報共有が大切になる。転移がなければホルモン間欠療法の適応になる。骨盤リンパ節転移のみの場合には，比較的短期のホルモン療法と骨盤照射による救済が可能な場合もある。

> **Point**
> - PSA nadir から 2ng/mL 上昇した場合，その時点で PSA 再発とすることが多い。この定義は臨床的再発とは異なり，救済治療の介入目的に使用してはならない。
> - PSA 再発に対しては局所治療による救済療法が適応となるかを第一に判断する。その適応がない場合にはホルモン療法か観察療法になるが，過剰治療に注意が必要である。

Ⅲ　監視療法・根治療法

前立腺癌に対するfocal therapyとは何ですか？

focal therapyは，根治的治療とactive surveillanceの中間に位置する治療概念と考えられ，治療と機能温存を両立することを目的とする。

前立腺癌に対するfocal therapyとは

　限局性前立腺癌に対する根治的前立腺摘除術は癌根治が可能であるが，治療による機能障害が出現する。一方，active surveillanceでは排尿および性機能は温存されるが，"前立腺に癌が存在する"ことから生じる将来への不安が，患者に苦痛を与える可能性がある。現在，非外科的な根治的治療として，放射線治療，高密度焦点超音波療法（high-intensity focused ultrasound；HIFU），凍結療法などが施行されているが，前立腺全体を治療対象とした場合，いずれも排尿，性機能，あるいは直腸機能に影響を与えることが報告されている。このため，癌治療と患者の機能温存を両立することを目指した治療概念として"focal therapy"が注目されている。

　focal therapyは，根治的治療とactive surveillanceの中間に位置する治療概念と考えられ，患者の予後に影響すると考えられる癌（significant cancer）の局在が診断された症例に対して，significant cancerを治療する一方，正常組織を可能な限り温存 図1 し，癌治療と患者の機能温存を両立することを目的とするものである。focal therapyが限局性前立腺癌

①核磁気共鳴画像(MRI):経直腸的超音波画像融合画像ガイド下前立腺生検による significant cancer の局在診断

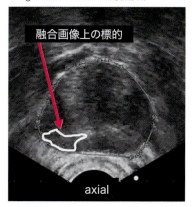
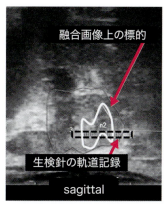

② HIFU を用いた focal therapy(Sonablate 500 の治療モニター)

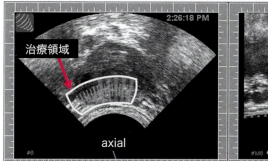
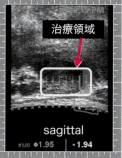

③ focal therapy 前後の MRI(axial image)

T2強調画像(治療前)　　　　造影MRI(治療後)

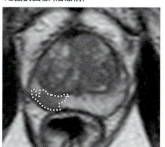
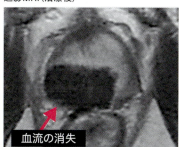

図1 著者の施設における focal therapy の実際

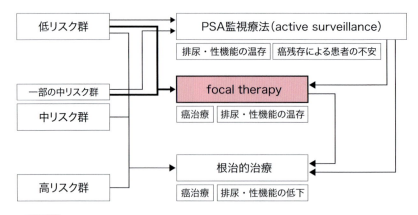

図2 限局性前立腺癌に対する治療戦略における focal therapy の位置づけ

患者の治療選択肢に加わることで，個々の患者に対して従来よりも個別化された治療戦略を立てることが可能になると思われる 図2 。

前立腺癌に対する focal therapy の実際

　これまでに，focal therapy は，主に低～中リスク限局性前立腺癌症例に対して HIFU，凍結療法，小線源療法などを用いて行われてきた。治療成績としては，治療後6～12カ月後に行われた前立腺生検における significant cancer 検出率は0～10％，5年生化学的非再発生存率は91.5～91.9％，全生存率は97.7～100％，癌特異的生存率は97.7～100％と報告されている。これらの報告から，focal therapy は低リスクおよび一部の中リスク限局性前立腺癌症例の治療選択肢の1つとなる可能性があり，今後多くの症例の長期成績の集積が望まれる。

　一方，focal therapy では症例ごとに血清 PSA 値を上昇させる正常組織が残存する可能性があるため，前立腺生検や MRI を利用した focal therapy 後の正確な治療効果や，再発判定方法の確立が課題である。

focal therapy は，根治的治療と active surveillance の中間に位置する治療概念と考えられ，患者の予後に影響すると考えられる癌病巣を治療する一方，正常組織を可能な限り温存し，癌治療と患者の機能温存を両立することを目的とする。

Ⅲ 監視療法・根治療法

前立腺癌に対する focal therapy はどのような患者に向いているのでしょうか？

global standard な適格基準はいまだ確定していないが、低および中リスク群を対象に、以下の項目を基本として、患者年齢、合併症などを考慮して適否を検討する。

① PSA≧15ng/dL
② cT2
③ Gleason 3 + 3（high volume）or Gleason 3 + 4
④ MRI で癌病巣が同定できる
⑤ 期待余命 10 年以上
⑥ PS 0 ～ 1（ECOG 分類）

focal therapy とは

　focal therapy は、監視療法と根治的治療の中間に位置するものであり、その主眼は、臨床的意義のある前立腺癌をできるだけ低侵襲の治療 図1 で制御し、副作用、後遺障害を回避するとともに、コストベネフィットを合わせて図ることにある。標的は index cancer、また最近のコンセンサスとして、前立腺内に一定の範囲で散在する高 Gleason 癌も適応とされている。

focal therapy の適応 表1

　期待余命の点からは高齢者が対象となることが多いと考えられるが、癌

治療方法	エネルギー
Cryotherapy	Ar. He. ガス
High-intensity focused ultrasound (HIFU)	超音波
Brachytherapy	シード線源
Laser therapy	レーザー
Photodynamic therapy	光感受性物質
Radiofrequency ablation	ラジオ波

MRIで同定された標的病変

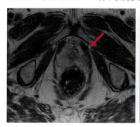 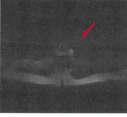 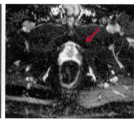

T2 image, DW, ADC map それぞれで左辺縁領域に陽性所見。

図1 focal therapy に用いられる治療方法とエネルギー

制御とする点は，再発ありきの治療であることを意味する。しかしこの際，既治療とは別の部位での再発であれば，これに対しては二次治療ができる可能性があり，引き続き癌を制御しうる。また再発後最終的にホルモン療法へ移行するまでの期間を長く延長できることが期待でき，トータルとして長期にわたり患者のQOLを高く維持できるというアドバンテージが得られる。

ただし適応については腫瘍学的評価のみならず，特に高齢者では患者の総合的機能評価，生活環境，経済的背景なども加味して慎重に決定すべきである。

適格基準	
血清PSA値	PSA < 15ng/mL PSA > 15ng/mLの場合は慎重検討の上とする
臨床病期	T1c〜T2a
生検病理	Gleasonスコア3＋3 Gleasonスコア3＋4
期待余命	10年以上
前立腺体積	問わない（ただしHIFUの場合を除く） < 40mL

除外基準
前治療 原発巣に対してすでに初期治療を行っているもの 施行前6カ月以内にホルモン療法を受けているもの 骨盤への放射線照射歴を有するもの
活動性尿路感染
画像診断 PI-RADS score < 3；臨床的に有意な癌が認められない 壁外進展もしくは精囊浸潤 リンパ節または骨への転移

PI-RADS：Prostate Imaging Reporting and Data System

(van den Bos W, et al.: Focal therapy in prostate cancer: international multidisciplinary consensus on trial design. Eur Urol 2014; 65(6): 1078-1083. より引用改変)

表1 focal therapyの適格基準例

Ⅲ 監視療法・根治療法

前立腺癌の各種治療におけるQOLはどのように変化するのでしょうか？

前立腺癌の根治療法後は，排尿機能，性機能，排便機能などに影響し，種々の程度のQOL障害をもたらす。その程度や改善の経過は手術療法と放射線療法で異なる。治療法選択にあたっては，QOLへ与えるインパクトについて十分に理解することが重要である。

前立腺癌根治療法と一般健康関連QOL

前立腺癌の根治療法は一般的な健康関連QOLには影響が少ないとされる。何らかの影響が必須なのは，排尿機能，性機能，排便機能など前立腺癌に特異的なQOLである 表1 。これらQOLを評価する方法としてEPIC（Expanded Prostate Cancer Index Composite）調査票，I-PSS（International Prostate Symptom Score），IIEF（International Index of Erectile Function）などがよく用いられている。

前立腺全摘除術とQOL変化

前立腺全摘除術（radical prostatectomy；RP）後に問題となるQOL変化は，主に尿失禁と勃起障害（erectile dysfunction；ED）である 表1 。

● 排尿機能障害

術後早期には大半の症例で種々の程度の尿失禁が発生する。その後徐々に改善し，通常，半年から1年後にはパッド0〜1枚程度に改善する

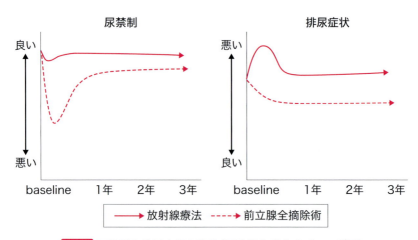

表1 前立腺癌根治療法とQOL

図1 尿禁制と排尿症状の変化（平均的な変化のイメージ図）

図1 。それ以降の尿禁制は長期的に安定している。術後の尿禁制回復には，術前因子として年齢，肥満（BMI），併存症，勃起能，骨盤底筋の解剖などの関与が考えられている。手術手技としては，神経温存や括約筋の温存が関係する。術後尿失禁の治療として骨盤底筋体操が有効とされている。術後1年を経過した重度の尿失禁がある場合は，人工尿道括約筋埋め込み術が有効である。

術前に前立腺の腫大があり排尿困難，頻尿，尿意切迫感などの下部尿路症状を伴う場合は，RP後に改善することが多い。すなわち前立腺肥大症

の外科的治療と同じ意義があり，尿閉のリスクからは開放される。膀胱刺激症状は術直後に一過性にみられることがあるが，半年から1年程度で改善する。下部尿路症状を有する大きな前立腺肥大症を伴う場合は，手術療法が良い適応となる 図1 。

● 性機能障害

RP後のEDは術直後から発症し，そのあと徐々に改善傾向を示す。しかし完全回復にはほど遠く，術前の状態に回復する症例は限られている 図2 。勃起能回復に関与する術前因子として年齢や勃起能がある。性機能温存には手術における神経温存が必須であり，特に両側神経温存で成績が良好である。PDE5阻害薬は神経温存例では有効性が高いが，EDリハビリテーションとしてのエビデンスは明らかではない。PGE1陰茎海綿体内注射は有効性が高いが，わが国では保険適用となっていない。

● 排便機能障害

RPでは排便機能に対する影響はほとんどみられず，放射線療法との大きな違いになっている 図2 。

● 術式間の差

ロボット支援前立腺全摘除術（robotic-assisted laparoscopic radical prostatectomy；RALP）では，開放手術，腹腔鏡手術と比較して術後の

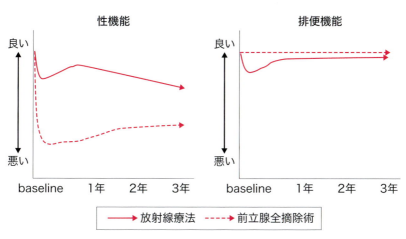

図2 性機能と排便機能の変化（平均的な変化のイメージ図）

尿禁制，勃機能の回復が良好とされている。しかし，経験豊富な術者が行った場合は術式間に差がないともいわれている。

放射線療法と QOL 変化

放射線療法には外照射と内照射があるが，QOL 変化という点では大きな差がない。排便障害が特徴的であるが，性機能障害，排尿機能障害も起こりうる。またその影響は照射量の増加によって大きくなる。強度変調放射線治療（intensity modulated radiation therapy；IMRT）は直腸，膀胱，尿道球部への照射線量を低減させ，原発巣への照射量を増加することができる。

● 排便機能障害

排便障害としては，照射期間あるいは終了後早期には下痢，頻便，肛門痛などの急性期症状が現れるが数カ月〜1年程度で軽快する 図2 。頻度は少ないものの，晩期障害として直腸出血，頻便，便失禁などが現れることがある。ときに処置を要する重篤な直腸出血がみられることがある。

● 排尿機能障害

RP と異なり，腹圧性尿失禁が起こることはまれである。一方，照射期間あるいは終了後早期には，前立腺の炎症などで頻尿，排尿痛，排尿困難，尿意切迫感などの下部尿路症状が増悪する 図1 。照射前から下部尿路症状が強い場合は尿閉に至ることもある。下部尿路症状を有する大きな前立腺肥大症の症例では適応を慎重にする。急性期の下部尿路症状は半年〜1年程度で治療前の状態まで回復する。

晩期障害として，血尿が最も問題となる。ときに治療に難渋する場合もある。尿道球部への照射によって尿道狭窄も起こりうる。晩期に排尿困難や尿線細小などを訴える場合は，尿道造影や尿道鏡検査などが必要になる。

● 性機能障害

性機能保持という点では外照射，内照射ともに RP よりも優れている。しかし経時的に性機能は徐々に低下傾向を示す 図2 。5年目以降は RP と差がないとする報告もある。性機能の長期にわたる変化は，照射によるものか加齢やその他の併存症によるものか評価は難しい。もちろん，ホルモン療法を併用する場合は性機能は著しく低下する。

IV

薬物療法（ホルモン療法）

Ⅳ 薬物療法（ホルモン療法）

LH-RH アゴニストと GnRH アンタゴニストはどのように違いますか（効果と副作用）？

初回投与時，アゴニストではテストステロンサージがあり，アンタゴニストにはないため，進行症例に対して単剤治療導入が後者では可能。注射部位反応の頻度がアンタゴニストでは多い。

初回投与時の血清テストステロンおよび血清ゴナドトロピン濃度の推移 表1 図1

　アゴニストでは，アゴニスト作用によりテストステロン分泌が亢進する。その後持続的に LH-RH が作用するため LH-RH 受容体のダウンレギュレーションなどから，LH（黄体化ホルモン）および FSH（血清卵胞刺激ホルモン）濃度が低下する。それに伴いテストステロン産生が抑制される。一方アンタゴニストでは，LH および FSH の速やかな低下から，テストステロン産生も急速に低下する。FSH は GnRH アンタゴニストによる低下作用が強いことも判明している。

治療における pitfall

　進行症例で投与する場合に，投与初期のテストステロンサージの有無により，アゴニストでは抗アンドロゲン薬などにより，上昇するテストステロンが癌細胞に作用することをブロックする必要がある。一方，アンタゴニストではサージがないので，単剤で治療導入が可能である。

	LH-RH アゴニスト	GnRH アンタゴニスト	両側精巣摘除術
LH	↑〜↓	↓	↑
FSH	↑〜↓	↓	↑
テストステロン	↑〜↓	↓	↓

表1 LH-RH アゴニスト，GnRH アンタゴニスト，両側精巣摘除術後のテストステロン，LH，FSH 濃度の推移

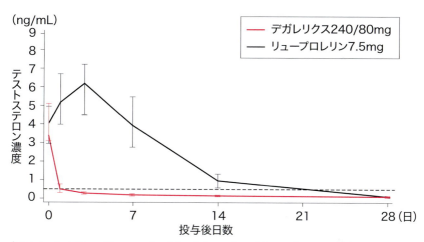

(Klotz L, et al.: The efficacy and safety of degarelix: a 12-month, comparative, randomized, open-label, parallel-group phase III study in prostate cancer patients. BJU Int 2008; 102: 1531-1538. より引用改変)

図1 LH-RH アゴニスト（リュープロレリン）と GnRH アンタゴニスト（デガレリクス）の初回投与後の血清テストステロン濃度の経時的推移

副作用の差

　アンタゴニスト製剤であるデガレリクスでは注射部位の発赤，硬結，疼痛などの反応がほとんどの症例でみられる。アゴニストでは，リュープロレリンで硬結や膿瘍の注射部位反応が一部の症例でみられることがある。その他の副作用について種々検討されているが大きな差は認められない。

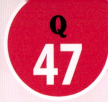

Ⅳ 薬物療法（ホルモン療法）

combined androgen blockade (CAB) はどこまで有効ですか？

CAB 療法は，わが国の実臨床において有用性が示されており，転移性前立腺癌に対する標準的一次療法である。海外の現状とは異なること，新規薬剤も含めた新たな枠組みの中で位置づけが変わりうることに留意が必要である。

わが国のランダム化比較試験と実臨床

　わが国において行われた唯一のランダム化比較試験では，ビカルタミドを用いた複合アンドロゲン遮断（combined androgen blockade；CAB）療法は去勢単独療法よりも全生存率を有意に改善することが示されている。ただし，サブ解析では C/D1 期患者において CAB 療法による全生存率改善は有意であったが，D2 期患者では有意な差がなく，転移性前立腺癌における CAB 療法の優位性は明確には立証されていない。
　しかしながら，実際にはわが国の実臨床において最も頻繁に実践されているのが CAB 療法であり，この実臨床での 2 万人以上のデータを集積した大規模データベースを用いた後向き解析では転移性前立腺癌に対する CAB 療法の優位性が示されている。

海外におけるランダム化比較試験

　一方，CAB 療法と去勢単独療法を比較した海外におけるランダム化比較試験の複数のメタ解析では結論が一致しておらず，転移性前立腺癌にお

けるCAB療法の優位性は必ずしも明確に立証されているわけではない。また，新規ホルモン剤を前倒しに使用する試験も行われており，新たな枠組みでのCAB療法の位置づけは将来的課題である。

- ビカルタミドを用いたCAB療法は少なくとも日本人に対しては非常に有用であるといえる。海外でのビカルタミドの用量が50mg/日であるのに対し，わが国では80mg/日であることも一因かもしれない。

Ⅳ　薬物療法（ホルモン療法）

Q48 ホルモン療法の副作用とその対策は？

性機能障害，ホットフラッシュなどの自覚症状のほかに，骨や心血管系，糖・脂質代謝への影響が問題視されている。ビスホスホネート製剤や抗RANKL抗体は骨折のリスクを低下させる。

自覚症状

　リビドーの低下と勃起不全はホルモン療法を受ける患者の90％以上に発症する。短期間（6カ月）のホルモン療法は長期間（18カ月）と比較して性機能に対する影響が有意に少ない。ホットフラッシュはホルモン療法施行例の約80％にみられ，いくつかの薬剤の有効性が報告されている。女性化乳房と乳房痛はアンドロゲン遮断療法（androgen deprivation therapy；ADT）の約20％にみられ，特に抗アンドロゲン薬単独療法では60〜70％と高頻度にみられる。タモキシフェンや乳房への放射線照射が有効である。疲労は長期ADT施行患者の約40％に認められ，有酸素運動やレジスタンス運動が有効とされる。

骨

　12カ月間のホルモン療法によって骨塩量は2〜5％減少し，骨折のリスクは1.5〜1.8倍増加する。ビスホスホネート製剤や抗RANKL抗体は骨塩量の低下を予防し骨折のリスクを低下させる。カルシウムとビタミンDの補充も勧められる。

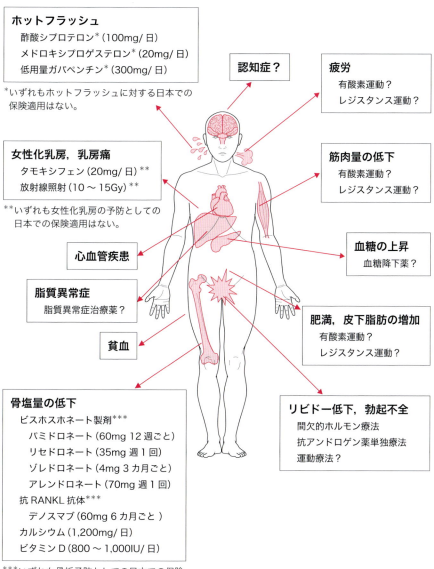

図1 ホルモン療法の副作用と対策

糖代謝・脂質代謝

ホルモン療法によって体重と内臓・皮下脂肪が増加するとともに，総コレステロール値，トリグリセリド値，ヘモグロビン A1c 値が上昇する。有酸素運動やレジスタンス運動などの運動療法が勧められるが，その有効性は明らかではない。

心血管・血液系

ホルモン療法は心血管イベントを増加させるといわれているが，心血管疾患死亡との関連は明らかではない。ホルモン療法前後に糖・脂質代謝異常を認めた場合には，心血管疾患の予防のため適切な介入を行うべきである。また，約 80% の症例でヘモグロビン値が 1g/dL 以上低下する。

- ホルモン療法にも多くの副作用がある 図1 。生活指導や治療開始前の全身評価と治療中の副作用の出現に対するモニタリングを行う。
- 安易な，あるいは漫然としたホルモン療法は避ける。可能な患者には間欠的ホルモン療法などを考慮する。

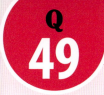

Ⅳ 薬物療法（ホルモン療法）

間欠的ホルモン療法のよい適応と理想的なプロトコルは？

ホルモン療法反応性が良好な例が適応である。PSA低下を確認のうえ9〜12カ月後に治療を休止する。PSAが設定値（進行癌：PSA 10〜20ng/mL，根治療法後再発例：PSA 4ng/mL以下）に上昇したらホルモン療法を再開する。

間欠的ホルモン療法の適応症例

　ホルモン療法反応性が良好であることが必須であり，PSAの減少を確認すべきである。

● 局所根治療法後の PSA 再発例

　根治療法後の PSA 再発例に対しては，治療成績は同等で有害事象などで優れるため，間欠的ホルモン療法が推奨される。

● 転移性前立腺癌

　転移癌では持続的ホルモン療法が標準であるが，治療成績の差はわずかである。副作用が顕著な場合には間欠療法が推奨される。

間欠的ホルモン療法の方法

　ホルモン療法を導入し PSA 低下を確認する。9〜12カ月後に治療を休止する。設定された PSA 値に達したらホルモン療法を再導入し，このサイクルを繰り返す 図1, 2。ホルモン療法再開の時期は，進行癌では PSA 10〜20ng/mL，早期癌や根治療法後の再発例では PSA 4ng/mL 以下とすることが多い。

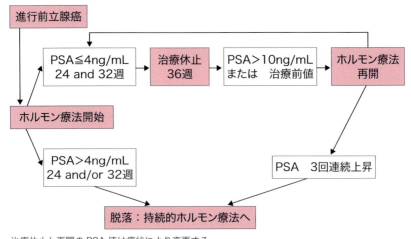

治療休止と再開のPSA値は病状により変更する

図1 間欠的ホルモン療法の方法（進行癌）

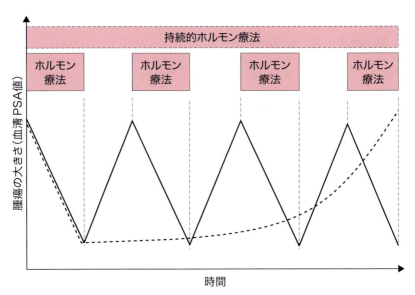

図2 間欠的および持続的ホルモン療法の治療経過（模式図）

- 間欠的ホルモン療法の適応はホルモン療法反応性の良好な症例であり，PSA減少を確認すべきである。
- 根治療法後のPSA再発例や進行癌でホルモン療法の副作用が強い症例に用いる。
- ホルモン療法後にPSAの低下を確認し9～12カ月後に治療を休止する。設定されたPSA値に達したらホルモン療法を再開する。このサイクルを繰り返す。

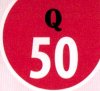

Ⅳ　薬物療法（ホルモン療法）

転移癌では，ホルモン療法にドセタキセルを最初から併用するとよいのでしょうか？

海外における無作為化比較試験において，内臓転移や多発性骨転移を有する症例に対する生存期間の優位性が確認されている。しかしながらわが国におけるエビデンスがまだ確立されておらず，その保険適用や，ときに認められる重篤な有害事象を含めた議論も必要である。

GETUG-AFU15試験の結果

　欧州でまず先行して実施された転移性前立腺癌を対象とするGETUG-AFU15試験において，アンドロゲン遮断（除去）療法（androgen deprivation therapy；ADT）単独またはADTにドセタキセル75mg/m^{2}を3週ごと・計9コースまでの併用療法との無作為化比較試験において，観察期間49.9カ月時点（中央値）での検討結果がまず最初に発表された。同検討においては，両群における全生存期間の統計学的な有意差は認められず，この時点では「Docetaxel should not be used as part of first-line treatment」との結論であった。その後，同検討の観察期間を83.9カ月（中央値）まで追跡した結果が2015年のASCO GUで発表され，統計学的な有意差は認めなかったものの，ADTとドセタキセルの併用群における全生存期間の延長傾向が認められ，その結論が「Early chemotherapy should be discussed」とのニュアンスに変更されている。

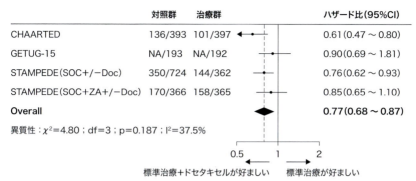

(Vale CL, et al.: Addition of docetaxel or bisphosphonates to standard of care in men with localised or metastatic, hormone-sensitive prostate cancer: a systematic review and meta-analyses of aggregate data. Lancet Oncol 2016; 17: 243–256. より引用改変)

図1 転移を有する前立腺癌に対するドセタキセル併用の有効性（全生存期間）

CHAARTED試験，STAMPEDE試験の結果

また米国で実施されたCHAARTED試験，および英国を中心として実施されたSTAMPEDE試験では，転移性前立腺癌に対するADTとドセタキセルの併用における全生存期間への優位性が確認されており，特に内臓転移や4カ所以上の骨転移で椎体や骨盤骨転移を含む症例をhigh volume diseaseと規定し，これらの症例に対する優位性がポイントとして挙げられる。

メタアナリシス

その後に検討された最新のメタアナリシスでも，**図1, 2**のように全生存期間，治療奏効維持生存期間（failure-free survival）の双方でドセタキセル併用群の優位性が確認されており，NCCN，ESMO，EAUの各ガイドラインでも標準治療の1つとして記載されている。

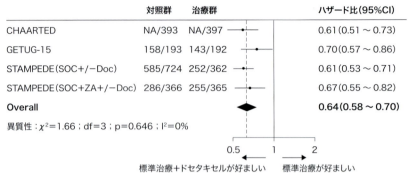

図2 転移を有する前立腺癌に対するドセタキセル併用の有効性
（治療奏効維持生存期間）

日本人におけるエビデンス

わが国での「前立腺癌診療ガイドライン2016」においても，同療法について「推奨グレードB」の位置づけとなっている。ただ日本人におけるエビデンスや保険適用，またまれに認められる致死的な間質性肺炎などによる重篤な有害事象においても，症例個々における実臨床では大切な点であり，今後のさらなる議論が必要である。

- 転移性前立腺癌に対するホルモン療法とドセタキセルの併用の優位性が，欧米のガイドラインにて標準治療として確立されてきている。
- High volumeと総称される転移数や転移臓器などを含めた条件はまだ確立されておらず，その有害事象・QALYも含めたさらなるわが国での検討・議論が必要である。

Ⅳ　薬物療法（ホルモン療法）

限局性前立腺癌に対するホルモン療法の位置付けは？

わが国では前立腺癌に対する初期治療としてホルモン療法を行う頻度は高い。一方，欧米のガイドラインでは限局性前立腺癌に対する標準的初期治療として一次ホルモン療法は含まれない。ホルモン療法の有用性は治療効果と副作用の両面から判断する必要がある。

わが国におけるホルモン療法の位置付け

　ホルモン療法は転移性前立腺癌に対する標準的な治療法であるが，わが国ではホルモン単独療法が限局性前立腺癌の約3割に施行されており，特に高齢者以外でも臨床病期を超えてホルモン療法が行われている現状がある。J-CaP Study Group の解析では，局所進行性あるいは限局性前立腺癌に対するホルモン療法では，一般人口の生存期間と同等の長期生存期間が得られている　図1　。症例の選択を慎重に行えばホルモン療法で一般人口と同等の生存期間が得られる可能性がある。

諸外国でのホルモン療法の位置付け

　一方，諸外国のデータからは，ホルモン単独療法では疾患特異的生存率や生存率の改善に与える影響は少ない可能性が指摘されている。米国（SEERによる解析）では，限局性前立腺癌に対する一次ホルモン療法は長期生存率や疾患特異的生存率の改善に影響する可能性は少ないとされ，

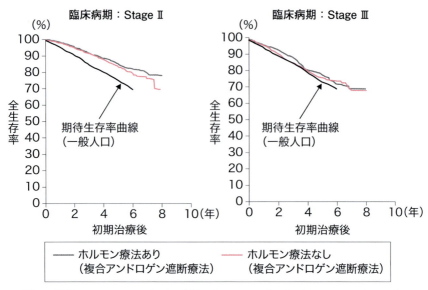

(Akaza H: Future prospects for luteinizing hormone-releasing hormone analogues in prostate cancer treatment. Pharmacology 2010; 85: 110-120. より引用改変)

図1 J-CaP Study Group の解析

むしろ病勢進行に伴う症状の緩和や切迫した症状の回避目的で使用されることが多い。また，ホルモン療法と根治的前立腺全摘除術を比較した場合，根治的前立腺全摘除術では前立腺癌の進行が抑制されるのに反し，ホルモン療法では治療に関連する副作用・合併症の増加により，疾患特異的死亡率・全死亡率ともに高くなる。したがって，ホルモン療法では心血管系の有害事象や耐糖能異常などの合併症も念頭に置き治療効果を評価する必要がある。

症例による適応

ホルモン療法を取り巻く環境はわが国と諸外国とでは異なり，使用状況の差を踏まえて評価することが重要である。諸外国のデータからは一次ホルモン療法単独では疾患特異的生存率や長期生存率の改善には至らないことが示唆されるが，根治治療が適さない高齢者では特に副作用のリスク評

価を行ったうえで症例選択を行えば治療効果を期待できる可能性がある。

- わが国では前立腺癌に対してホルモン療法を行うことが多い。
- ホルモン療法では合併症と治療効果の両者の評価が重要である。
- 生存期間の延長が期待される症例が存在する。

Ⅳ　薬物療法（ホルモン療法）

転移癌では，骨修飾薬をいつから使うべきでしょうか？

骨関連事象の発生予防として骨転移のある CRPC に適応がある。現在のところ，初回ホルモン療法に反応している前立腺癌の骨転移例への投与意義は明らかになっていない。

骨修飾薬（BMA）

　骨修飾薬（bone modifying agents；BMA）は骨代謝調節薬や破骨細胞抑制薬ともよばれており，ビスホスホネート製剤と抗 RANKL（ランクル）抗体がある。臨床の場で使用される代表的な薬剤は各々，ゾレドロン酸およびデノスマブであり，いずれも破骨細胞の働きを抑制する薬剤であるが作用機序はやや異なる。

　転移性骨腫瘍においては RANKL とよばれるメディエーター発現を促す因子を産生するようになり，骨芽細胞からの RANKL の発現が促進，増加することで破骨細胞の形成，機能，生存が促進される。さらには骨基質から放出された増殖因子が腫瘍細胞の増殖を促すという悪循環が繰り返される。

　ゾレドロン酸は破骨細胞に取り込まれ，アポトーシス（細胞死）を誘導することで，その機能を抑制して骨吸収を抑制する。

　デノスマブは RANKL に特異的に結合し，骨吸収を抑制する分子標的薬（ヒト型抗 RANKL モノクローナル抗体製剤）である。RANKL に結合することで破骨細胞の形成，機能，生存を阻害することで，骨吸収を抑制する。

これらの薬剤を用いた破骨細胞標的治療（osteoclast-targeted therapies）は顎骨壊死や低カルシウム血症などの副作用を認めるものの，種々の癌の骨転移における骨関連事象に対する有効性が示されている。

BMA の効果と適応患者

わが国の前立腺癌診療ガイドライン2016年版（日本泌尿器科学会編）や骨転移診療ガイドライン（日本臨床腫瘍学会編）においてはBMA使用の目的として，予後の改善と骨関連事象（skeletal related event；SRE）抑制の2点について検討されている。予後改善については議論が多くエビデンスとはなっていないが，SRE抑制効果については骨転移のある去勢抵抗性前立腺癌（castration resistant prostate cancer；CRPC）におけるBMAの有用性が証明されている。しかしながら骨転移を伴うホルモン感受性前立腺癌患者に対するゾレドロン酸またはプラセボの無作為比較試験の結果，生存率はもとよりSREのない期間にも両群に差は認めなかったことが示されている。

NCCNガイドライン2017ではホルモン感受性前立腺癌の治療内容にBMAの投与は含まれておらず，CRPCとなって初めてBMAの投与が推奨されている（図1, 2）。

ただし，一般的に骨転移を伴う前立腺癌症例は高齢であることが多く，元来骨密度は減少している。さらに，これらの症例では基本的にLH-RHアナログを用いたホルモン療法が継続して施行されているため，さらに骨密度が減少する。骨関連事象のなかでも骨折は著しくQOLを損なうものであり，骨折の危険性が高い場合には投与を考慮すべきかもしれない。EAUガイドライン2016ではホルモン感受性前立腺癌症例に対して，"骨折のリスクがない限り"ホルモン療法による骨有害事象を予防するためにBMAをルーチンに使用することは勧められないとしている。現在，ホルモン感受性前立腺癌患者に対するBMA投与の意義について第Ⅲ相試験が行われており，その結果が待たれる。

```
          ┌ 除睾術
          │ or
          │ LH-RH アゴニスト±抗アンドロゲン薬
   M0 ──→ │ or
          │ LH-RH アンタゴニスト
          │ or
          └ 経過観察

          ┌ 除睾術
          │ or
          │ LH-RH アゴニスト±7日以上の抗アンドロゲン薬
          │ （テストステロン一過性上昇予防）
   M1 ──→ │ or
          │ LH-RH アンタゴニスト
          │ or
          │ ADT＋ドセタキセル 75mg/m²　6サイクル
          └ （単独 or プレドニゾン併用）【本邦保険未承認】
```

図1 進行性のホルモン未治療前立腺癌に対する初期全身療法
（NCCN ガイドライン 2017 抜粋）

CRPC, 転移陽性 ──→
- 血清テストステロン値を去勢レベル（＜50ng/dL）に維持
- 骨転移がある場合はデノスマブまたはゾレドロン酸（いずれもカテゴリー1）による骨吸収抑制療法を考慮
- 症状がないまたはごくわずかで，肝転移がなく，期待余命が6カ月以上で，ECOGの一般全身状態スコア0～1の場合は sipuleucel-T【本邦保険未承認】による免疫療法（カテゴリー1）
- 有痛性骨転移に対する緩和的放射線照射
- ベストサポーティブケア（best supportive care；BSC）

図2 転移性去勢抵抗性前立腺癌に対する初期全身治療
（NCCN ガイドライン 2017 抜粋）

> **Point**
> - 前立腺癌において BMA は骨転移のある CRPC 症例に対する SRE 発生予防として有用であると考えられる。
> - BMA の予後延長効果および骨転移のあるホルモン感受性前立腺癌に対する SRE 抑制の効果は明らかになっていない。
> - ホルモン感受性前立腺癌であっても個々の症例に応じて BMA 投与の意義について検討が必要であると考えられる。

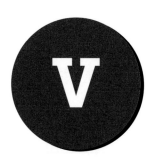

V

薬物療法
(去勢抵抗性前立腺癌)

Q53 従来の2次ホルモン療法は，なぜvintage drugと呼ばれるのでしょうか？もう使わないのですか？

V 薬物療法（去勢抵抗性前立腺癌）

2010年以降により強力な新世代のCRPC治療薬が登場した。これに対し，1980～90年代に登場した抗アンドロゲン薬をvintage drugと呼ぶようになった。

vintage drugの呼び名の由来

　従来の薬をdrug vintageと表現したのは，JönssonとWikingによる2007年の論文である[1]。彼らは1992年と2000年で癌生存率が改善した理由として新薬開発を挙げている。フルタミドは1983年に，ビカルタミドは1995年に認可された。それから約15年が経過し，カバジタキセルが2010年6月，アビラテロンが2011年4月，エンザルタミドが2012年8月に去勢抵抗性前立腺癌（castration resistant prostate cancer；CRPC）治療薬として認可された。いずれも臨床試験でプラセボに比べ，生存期間を延長した。これらの新薬と第1世代を区別するため，vintageと表現されるようになったが，vintageの意味はold but high qualityである。

前立腺癌治療におけるvintage drugの位置づけ

　欧米ではLH-RHアナログ単独治療が最初にされることが多いが，わが国ではvintageを併用したcomplete androgen blockade（CAB）療法がまずなされることが多い。その後，CRPCとなり，エンザルタミド，

V 薬物療法（去勢抵抗性前立腺癌）

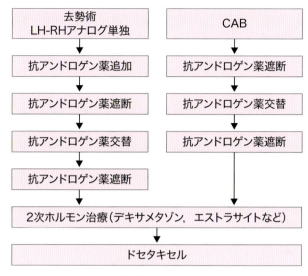

図1 従来の治療法

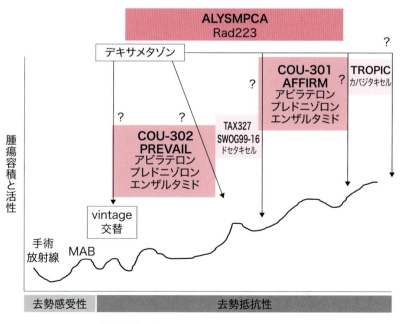

図2 現在のCRPCの治療のシェーマ

アビラテロンが登場するが，転移を有さない場合は，vintage交替療法やそのまま経過をみる方法もあろう．症例ごとの検討が必要である 図2 。また，どの時点でデキサメタゾンを用いるかも今後検討が必要であろう。

- CRPCの治療は，ドセタキセル前後にエンザルタミド，アビラテロン，ドセタキセル後にカバジタキセルが登場し，大きく変化した 図1, 2 。vintageはこの変化を象徴している言葉である。
- CRPCの初期治療でSTRIVE[2]，TERRAIN[3]と2つの研究で，エンザルタミドがビカルタミドに比べPFSの延長を認めたが，後療法も含めたOSがどうなるかが重要である。

文献

1) Jönsson B, Wiking N: The effect of cancer drug vintage on cancer survival and mortality. Ann Oncol 2007; 18(Suppl 3): iii67–iii77.
2) Penson DF, et al.: Enzalutamide Versus Bicalutamide in Castration-Resistant Prostate Cancer: The STRIVE Trial. J Clin Oncol 2016; 34: 2098-2106.
3) Shore ND, et al.: Efficacy and safety of enzalutamide versus bicalutamide for patients with metastatic prostate cancer (TERRAIN): a randomised, double-blind, phase 2 study. Lancet Oncol 2016; 17: 153–163.

Ⅴ　薬物療法（去勢抵抗性前立腺癌）

アビラテロンとエンザルタミドの違い（機序・効果・副作用）を教えてください。

アビラテロンはアンドロゲン合成阻害，エンザルタミドは直接的なARの活性化抑制により効果を発揮する。いずれも大規模臨床試験でCRPCの生存期間延長効果が証明されているが，一部異なる副作用プロファイルを示す。

薬剤作用機序

去勢抵抗性前立腺癌（castration resistant prostate cancer；CRPC）に対する新しい治療薬として登場したザイティガ®（アビラテロン）とイクスタンジ®（エンザルタミド）はこれまでのヴィンテージホルモン薬に対して新規アンドロゲン受容体標的薬として位置づけられている。いずれの薬剤も最終的にアンドロゲン受容体（AR）活性を低下させて抗腫瘍効果を発揮するが，その作用機序は両薬剤で異なる 図1 。アビラテロンはコレステロールからアンドロゲンへの合成経路のうち，代謝酵素CYP17を選択的に阻害してアンドロゲン合成を強力に抑制し，リガンドが減少した結果としてAR活性化を低下させる。一方エンザルタミドはARへ直接作用し，リガンド結合，核内移行，DNA結合などを阻害することによりARシグナルを強く抑制する。

治療効果

両薬剤とも，転移性CRPCを対象とした海外での第Ⅲ相無作為化比較

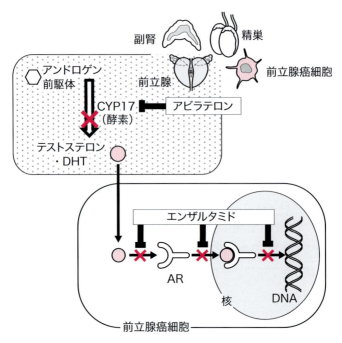

図1 アビラテロンとエンザルタミドの作用機序

試験で，化学療法前後のいずれの場合においても対照群に比較して有意に全生存率を延長することが証明された 表1 。その他骨関連有害事象発生率，疼痛やQOLの改善などもプラセボ群に対する優越性が示されている。両薬剤の臨床効果を直接比較した前向き試験データは存在しないので，その優劣に関して現時点ではほぼ同等と考えられる。

用量としてエンザルタミドは1日1回160mgを投与する。アビラテロンは1日1回1,000mgを空腹時に投与するが，作用機序の点から鉱質コルチコイド過剰に傾くので，プレドニゾロン10mgの併用が必要である。

PSA値の反応に関して，エンザルタミドでは4週間程度の比較的早期から低下が観察されることが多い。アビラテロンの場合一部の症例でPSAフレア（一過性の値の上昇）が観察されるため，少なくとも3ヵ月程度は継続して投与することが望ましい。

両薬剤の逐次療法における効果は，複数の後ろ向き研究の結果から

	試験名	治療群	症例数	全生存期間	rPFS(画像上の無増悪生存期間)
化学療法後試験	COU-AA-301	アビラテロン＋プレドニゾン vs プレドニゾン	1,195	15.8カ月 vs 11.2カ月 HR：0.74	5.6カ月 vs 3.6カ月 HR：0.66
化学療法後試験	AFFIRM	エンザルタミド vs プラセボ	1,199	18.4カ月 vs 13.6カ月 HR：0.63	8.3カ月 vs 2.9カ月 HR：0.40
化学療法前試験	COU-AA-302	アビラテロン＋プレドニゾン vs プレドニゾン	1,088	35.3カ月 vs 30.1カ月 HR：0.79	16.5カ月 vs 8.2カ月 HR：0.52
化学療法前試験	PREVAIL	エンザルタミド vs プラセボ	1,717	35.3カ月 vs 31.3カ月 HR：0.77	20.0カ月 vs 5.4カ月 HR：0.32

表1 代表的な海外臨床試験成績比較

は，アビラテロン後にエンザルタミドを使用したほうが逆のシークエンスよりもPSA値低下が良好であるが全生存率には大きな差はないとされている。また，ARのスプライシング変異体であるAR-V7が陽性の場合は両薬剤とも効果が得られにくいことが知られている。

副作用

両薬剤とも高い忍容性を示すが，それぞれ注意すべき副作用がある**表2**。

エンザルタミドでは低頻度であるが痙攣，重篤な血小板減少があり，前者は投与前病歴の確認，後者では治療中の定期検査が必要である。アビラテロンは鉱質コルチコイド過剰による体液貯留や低カリウム血症がみられ

	アビラテロン	エンザルタミド
調査期間	2014年9月2日～ 2015年3月1日	2014年5月23日～ 2014年11月22日
食欲減退	14	163
倦怠感	17	124
悪心	11	130
下痢	8	14
痙攣	5	9
肝機能異常	28	18
血小板減少	13	26
低カリウム血症	18	1

参考：わが国での市販直後調査結果：数字は報告数

表2 主な副作用発現状況比較

ることがある。また前述したようにアビラテロンはプレドニゾロンの併用が必要なので，治療に際してはステロイドの副作用にも配慮が必要である。

その他しばしば観察されるものとして肝機能障害にも注意すべきである。両薬剤に共通の副作用として，疲労，倦怠感が特に高齢者で比較的高頻度に観察される。これらの副作用は投与開始後3カ月目までにみられることが多いので，特に投与初期には注意深い観察が必要である。

- 作用機序は異なるが，最終的にARの活性低下をもたらし，いずれの薬剤もCRPCに対する高い臨床効果が証明されている。
- 併用薬剤や服薬方法，副作用プロファイルに種々の違いがあるので，治療にあたっては薬剤ごとに注意が必要であり，症例に応じた使用選択が望まれる。

Q55

Ⅴ 薬物療法（去勢抵抗性前立腺癌）

タキサン系抗癌剤とは何ですか？

タキサン系抗癌剤とは微小管を阻害することで細胞周期を抑制し，抗腫瘍効果を発揮する抗癌剤の総称である。タキサン系抗癌剤のなかでは，ドセタキセルとカバジタキセルがCRPCに対して使用される。

ドセタキセル 図1①

ドセタキセルは転移性去勢抵抗性前立腺癌（metastatic castration resistant prostate cancer；mCRPC）患者を対象として海外で行われた2つのランダム化比較試験（TAX327試験・SWOG9916試験）において延命効果が認められたことにより，国際的な標準治療として位置づけられてきた 図2 。わが国においてもプレドニゾロンを併用薬とする第Ⅱ相試験の臨床成績に基づき，2008年に承認されて以降はmCRPCに対するファーストラインの標準治療となった。わが国においては承認用量もしくは第Ⅱ相試験の用量である70〜75mg/m^{2}を3週ごとにプレドニゾロン10mg連日併用による投与が推奨されている。

注意すべき有害事象としては血液毒性として好中球減少症と貧血が，非血液毒性として脱毛，食欲不振，全身倦怠感，末梢神経障害，爪の変化，味覚障害，浮腫などが挙げられる。

①ドセタキセル

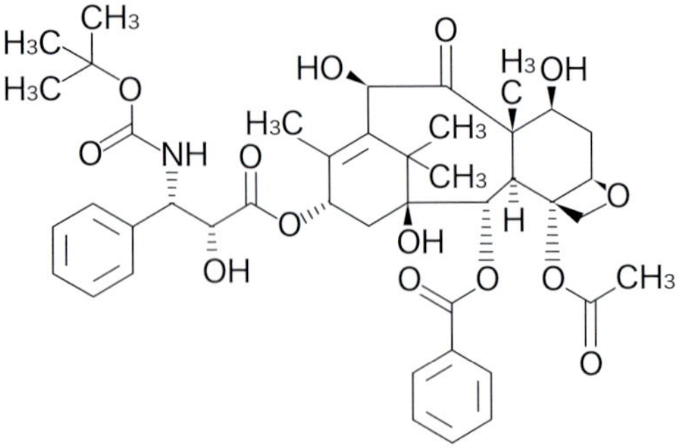

②カバジタキセル

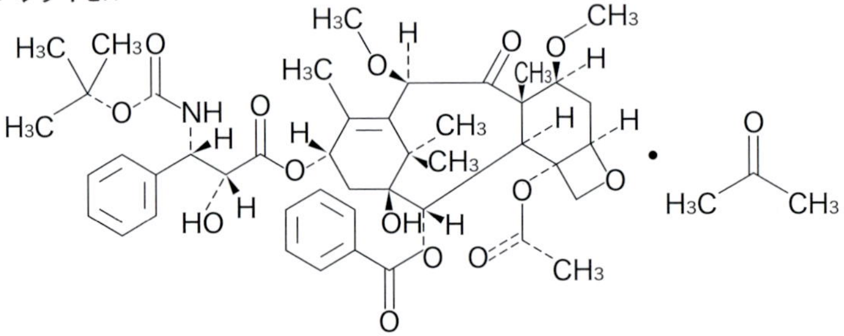

図1 ドセタキセルとカバジタキセルの構造式

カバジタキセル 図1②

　カバジタキセルは，ドセタキセル抵抗性の患者に対する二次化学療法として2014年に承認された。わが国を除く国際共同フェーズⅢ試験（TROPIC試験）とわが国での第Ⅰ相試験の結果を基に承認された 図3 。

　カバジタキセルの有害事象の特徴は，重篤な骨髄抑制であり，好中球減少症は100％，発熱性好中球減少症は54.5％と報告されており，G-CSFの一次予防投与が推奨される。2014年よりPEG化された持続型G-CSF製剤であるペグフィルグラスチムが投与可能となり，本製剤の一次予防としての使用が推奨される。

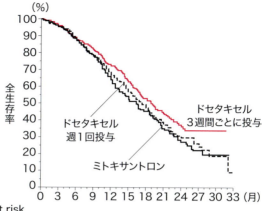

(Tannock IF, et al.: TAX 327 Investigators: Docetaxel plus prednisone or mitoxantrone plus prednisone for advanced prostate cancer. N Engl J Med 2004; 351(15): 1502-1512. より引用改変)

図2 TAX327における全生存曲線

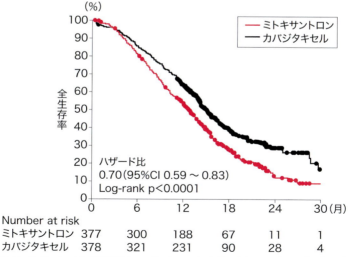

(de Bono JS, Oudard S, TROPIC Investigators; et al.: Prednisone plus cabazitaxel or mitoxantrone for metastatic castration-resistant prostate cancer progressing after docetaxel treatment: a randomised open-label trial. Lancet 2010; 376: 1147-1154. より引用改変)

図3 TROPIC試験における全生存曲線

Ⅴ　薬物療法（去勢抵抗性前立腺癌）

ドセタキセルとカバジタキセル，それぞれにふさわしい患者像を教えてください。

ドセタキセルは初回ホルモン療法の奏効期間が12〜16カ月と短く，病勢進行が顕著ではない患者に勧められる。カバジタキセルはドセタキセル加療後のmCRPCに対する二次化学療法として位置づけられる。

ドセタキセル

　ドセタキセル導入の至適タイミングに関連して，TAX327試験のサブ解析から，ドセタキセル投与後12週以内のPSA≧30％の低下は生存に関する予後予測因子で，内臓転移，疼痛，貧血，骨転移の増悪の4つの因子による予後の階層化が報告されている。わが国におけるいくつかの後方視的検討においても同様の傾向で，病勢進行が顕著ではない段階においてドセタキセルが導入された場合に，より効果が期待できる。初回ホルモン療法の奏効期間が短い症例（12〜16カ月以内）においては，奏効期間が長い症例に比較して，二次ホルモン療法やエンザルタミド・アビラテロンの有効性が劣ると報告されていることから，短い症例のなかで，化学療法が早い段階で選択されたほうがむしろ予後の改善が期待できる患者群の存在が示唆される。

カバジタキセル

　カバジタキセルはドセタキセル加療後の転移性去勢抵抗性前立腺癌

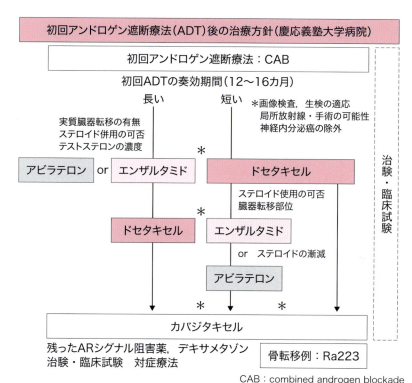

図1 CRPC に対する著者の施設における治療指針

(metastatic castration resistant prostate cancer；mCRPC) に対する二次化学療法として位置づけられる。臨床的知見からはカバジタキセルは，新規 AR シグナル阻害薬エンザルタミドやアビラテロンとの交叉耐性はあっても弱く，新規 AR シグナル阻害薬後の治療として推奨される。しかしながら，TROPIC 試験では PS 2 の患者群において生存期間の延長が認められておらず，重篤な骨髄抑制も危惧されることから，カバジタキセルは PS が良好で臓器機能が保たれている状態で導入する必要があり，そのタイミングや適応については PSA，画像診断や疼痛などの症状出現の有無を総合的に判断する必要がある 図1 。

V　薬物療法（去勢抵抗性前立腺癌）

タキサン系抗癌剤（ドセタキセル・カバジタキセル）の副作用対策を教えてください。

タキサン系抗癌剤の副作用としては，骨髄抑制，脱毛，爪の変化，末梢神経障害，味覚障害などがある。カバジタキセルは，ドセタキセルと比較して骨髄抑制が強く，下痢，アレルギー反応などの頻度が高いことが知られている。骨髄抑制が強いため，G-CSF製剤の予防投与が必要であり，下痢や発熱性好中球減少症のマネージメントに注意が必要である。

副作用の頻度，減量，中止の目安

　タキサン系抗癌剤は抗腫瘍活性が高いが，副作用によりQOLを損なうと薬剤の減量や中止を余儀なくされる。そのため，適切に副作用をマネージメントし，個々の患者に合った薬剤や用量，薬剤の変更を見極める必要がある。ドセタキセル，カバジタキセル，それぞれの第Ⅲ相試験から得られた副作用の頻度を 表1 に示す。また，副作用が生じた場合の減量，中止の目安を 表2 に示した。

日本人におけるマネージメントの注意点

　日本人において，カバジタキセルは発熱性好中球減少症の発現頻度が高いため，特に，高齢者やドセタキセルを長期間使用した患者では注意が必要である。逆にドセタキセルと比較し，カバジタキセルは末梢性神経障害や口内炎などの頻度が低い。カバジタキセルによる好中球減少症の頻度

副作用	ドセタキセル 全グレードにおける発現率(%)	ドセタキセル グレード3～4における発現率(%)	カバジタキセル 全グレードにおける発現率(%)	カバジタキセル グレード3～4における発現率(%)	p
脱毛	52.2	NA	10	NA	<0.0001 9.84(6.84～14.2)
爪の変化	27	0	3.5	0	<0.0001 10.2(5.78～18.3)
神経障害	40.8	3.2	27.8	1.1	<0.0001 1.79(1.38～2.33)
味覚障害	19.5	0	11.1	0	0.0003 1.95(1.35～2.80)
好中球減少症	34	25	94	82	<0.0001 0.035(0.023～0.055)
発熱性好中球減少症	NA	4	NA	8	0.0041 0.48(0.29～0.80)

(Omlin A, et al.: Analysis of Side Effect Profile of Alopecia, Nail Changes, Peripheral Neuropathy, and Dysgeusia in Prostate Cancer Patients Treated With Docetaxel and Cabazitaxel. Clin Genitourin Cancer 2015; 13(4): e205-208. より引用改変)

表1 タキサン系抗癌剤の副作用と頻度

は，ドセタキセルに伴う好中球減少症の有無とは関係がない。カバジタキセルにおいては，$20mg/m^2$投与の$25mg/m^2$に対する非劣勢が報告された。日本人においては，発熱性好中球減少症のリスクなどを考慮し，症例によっては，最初からの減量投与が考慮されるべきかもしれない。

薬剤	副作用	勧められる対応
ドセタキセル	・発熱性好中球減少症 ・好中球減少症(500/mm^3 1週間) ・皮下反応もしくは末梢神経障害の症状	・75mg/m^2 から 60mg/m^2 への減量
ドセタキセル	・60mg/m^2 でも継続する副作用	・投与中止
カバジタキセル	・G-CSF投与にもかかわらず，1週間以上継続するGrade3以上の好中球減少症 ・発熱性好中球減少症	・好中球数が1,500/mm^3 に回復するまで投与を延期し，25mg/m^2 から20mg/m^2 への減量，G-CSFの予防投与
カバジタキセル	・適切な治療にもかかわらず継続するGrade3以上の下痢 ・輸血	・症状が改善するまで投与延期 ・25mg/m^2 から 20mg/m^2 への減量
カバジタキセル	・20mg/m^2 でも継続する副作用	・投与中止

(Schutz FA, et al.: Taxanes in the management of metastatic castration-resistant prostate cancer: efficacy and management of toxicity. Crit Rev Oncol Hematol 2014; 91(3): 248-256. より引用改変)

表2 タキサン系抗癌剤の副作用に対する対応

- 持続型G-CSF製剤ペグフィルグラスチムをカバジタキセルの翌日に投与する。
- 共通する重篤な副作用として間質性肺炎があり，リスクの高い患者においては，咳，発熱などの症状や定期的KL-6の測定，画像評価などが必要である。

Ⅴ 薬物療法（去勢抵抗性前立腺癌）

ラジウム 223 はストロンチウム 89 と比べて何がよいのでしょうか？どのような患者に使いますか？

ラジウム 223 は骨標的治療薬として初めて全生存期間の延長を証明した薬剤である。一方，ストロンチウム 89 は骨転移の疼痛緩和を目的とした薬剤あることが一番の違いである。ラジウム 223 はストロンチウム 89 と異なり骨髄抑制が起こりにくい。骨転移を有し，臓器転移がない CRPC 患者が対象となる。

骨標的治療薬としてのラジウム 223

ラジウム 223 以前の骨標的治療薬（ストロンチウム 89，ビスホスホネート，デノスマブ）の効果は，疼痛緩和と初回骨関連事象までの期間延長であった。ラジウム 223 は初回症候性骨関連事象までの期間の延長のみならず，骨標的治療薬として去勢抵抗性前立腺癌（castration resistant prostate cancer；CRPC）のプラセボを対照とした比較試験において，全生存期間の延長を示した初めての薬剤である[1]（median, 14.9 months (radium-223) vs. 11.3 months (placebo); hazard ratio, 0.70）。

ラジウム 223 とストロンチウム 89 との比較

ラジウム 223 は骨代謝亢進部位に集積し α 線を放出することで癌細胞を攻撃する。α 線飛程距離は 80～100 μm 以下と短く，骨正常組織に影響を及ぼしにくい。プラセボと比較し Grade 3/4 以上の有害事象の頻度上昇は認めなかった。殺細胞薬のドセタキセル投与が適応とならない PS ≧ 2

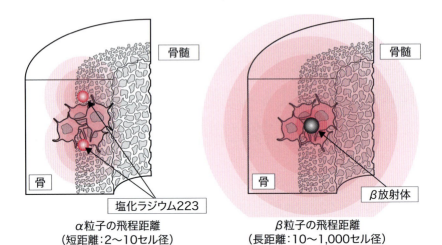

図1 α線とβ線放出薬剤の飛程距離の比較

(Parker C, et al.: ASCO annual meeting 2013; Abstract 5060. より作成)

の患者にも使用可能である。一方、ストロンチウム89は全生存期間の延長は証明されておらず、疼痛緩和に効果がある。β線の飛程距離はおよそ7mmと長く、骨髄抑制が有意に増加する。

ただし、ラジウム223は骨病変にのみ効果が認められるため、臓器転移や大きなリンパ節転移を有する患者は適応とならない。

- ラジウム223は、全生存期間延長を示した初めての骨標的治療薬である。
- 骨病変にのみ効果を示すため、骨転移を有し、臓器転移がない患者が対象となる。

文献

1) Parker C, et al.: Alpha emitter radium-223 and survival in metastatic prostate cancer. N Engl J Med 2013; 369: 213-223.

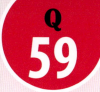

Ⅴ 薬物療法（去勢抵抗性前立腺癌）

ラジウム 223 と骨修飾薬などの併用は望ましいですか？

骨修飾薬（ゾレドロン酸，デノスマブ）の併用は推奨される。新規抗アンドロゲン薬も併用してよいが保険償還については明らかでない。

ラジウム 223（Ra223）の pivotal study である ALSYMPCA 試験[1]では 920 例中 374 例の患者において Ra223 とビスホスホネート（BP）との併用が行われている。試験開始時に BP 使用していた，あるいは使用していなかった患者で生存期間の延長効果は同様であり（HR 0.70，0.74），また有症状の骨関連事象（symptomatic skeletal event；SSE）については[2]，BP を併用していた患者のほうが使用していなかった患者より Ra223 使用による SSE の減少が大きかった（ 図1 ，HR 0.49，0.77）。

2016 年に発表された single arm の Phase 3b 試験[3]においては 696 例に Ra223 が投与され，154 例でアビラテロン（併用期間 24.9 週），50 例でエンザルタミド（15.5 週）が併用されている。有害事象は併用しない群と差はなかった。134 例で BP，136 例でデノスマブが併用されている。新規抗アンドロゲン薬あるいはデノスマブを併用した患者のほうが生存期間は改善していた 図2 。BP との併用では差はなかった。

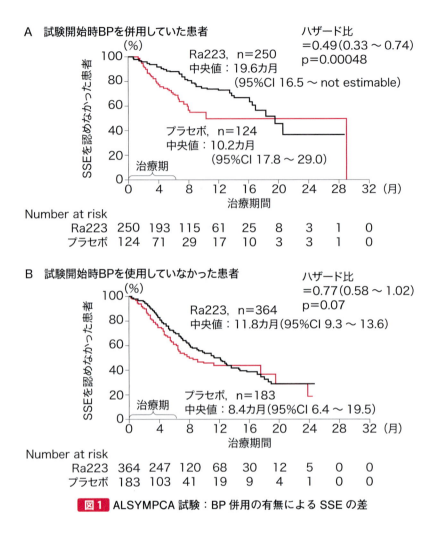

図1 ALSYMPCA試験：BP併用の有無によるSSEの差

文献

1) Parker C, et al.: Alpha emitter radium-223 and survival in metastatic prostate cancer. N Engl J Med 2013; 369: 213-223.
2) Sartor O, et al.: Effect of radium-223 dichloride on symptomatic skeletal events in patients with castration-resistant prostate cancer and bone metastases: results from a phase 3, double-blind, randomised trial. Lancet Oncol 2014; 15: 738-746.
3) Saad F, et al.: Radium-223 and concomitant therapies in patients with metastatic castration-resistant prostate cancer: an international, early access, open-label, single-arm phase 3b trial. Lancet Oncol 2016; 17: 1306-1316.

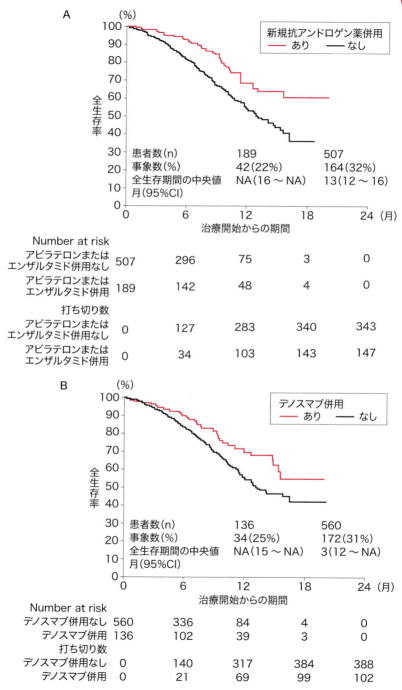

図2 Phase 3b 試験：新規ホルモン療法，デノスマブ併用の有無

V 薬物療法（去勢抵抗性前立腺癌）

去勢抵抗性前立腺癌のモニタリングや治療変更はどうすればよいでしょうか？PSAだけのフォローで大丈夫ですか？

CRPCに対するモニタリングの方法や治療変更について確立されたものはない。PSAだけでなく，癌増悪に関する症状，理学所見，放射線学的検査（CT，骨シンチグラフィなど）を定期的に確認する必要がある。

CRPCのモニタリング

　去勢抵抗性前立腺癌（castration resistant prostate cancer；CRPC）は生物学的に不均一であり，ある治療に反応するものと抵抗性を示すものから構成されている。CRPCではPSAの上昇なしに画像上の増悪を認めることが14〜25％の頻度でみられ，PSAだけでなく癌増悪に関する症状，理学所見，放射線学的検査（CT，骨シンチグラフィなど）を定期的に確認する必要がある。

　治療効果判定，モニタリングに関して，最新のガイドライン（AUA，EAU，前立腺癌診療ガイドライン）においても明確な基準はない。2015年に改定された国際的な前立腺癌のワーキンググループPCWG3では，CRPCに対する臨床試験の評価方法として，表1 に示すように，より詳細にモニタリング方法を提示している。一方，国際的な前立腺癌のエキスパートによって構成されたAPCCC2015の投票結果によると，2〜4カ月ごとのCTフォローは42〜66％，2〜4カ月ごとの骨シンチグラフィは27〜36％にしか推奨されておらず，日常の臨床現場ではその実践

ガイドライン	改定年	モニタリング
AUA	2015	明記なし
NCCN	2016	CT，骨シンチグラフィなどの画像診断，PSA，癌の増悪に関する理学所見（間隔は明記せず）
EAU	2016	診察，血液検査：2〜4カ月ごと CT，骨シンチグラフィ：少なくとも6カ月ごと
PCWG3	2016	症状/PS，PSA，血液検査：各サイクル 画像診断（骨シンチグラフィ，CT/MRI）：8〜9週ごと/〜24週，12週ごと/24週〜
前立腺癌診療ガイドライン	2016	CT，MRI，骨シンチグラフィが一般的 PSAのみでなく定期的に画像診断が望まれる（間隔は明記せず）

表1 CRPCに対するモニタリング

ガイドライン	改定年	治療変更
AUA	2015	明記なし
NCCN	2016	PSA上昇のみで治療変更すべきでない
EAU	2016	PSA上昇のみで治療変更すべきでない PSA増悪，画像増悪，臨床所見の増悪の2つ以上満たす場合
PCWG3	2016	PSA上昇のみで治療変更すべきでない PSA増悪，画像増悪，臨床症状をふまえたうえで「治療効果なし」と判断した場合
前立腺癌診療ガイドライン	2016	明確な基準はない

AUA：American Urological Association，NCCN：National Comprehensive Cancer Network，EAU：European Association of Urology，PCWG3：Prostate Cancer Clinical Trials Working Group 3

表2 CRPCにおける治療変更基準

が困難であることが示唆される。ただし，新たな治療開始前には，臨床症状，PS，理学所見，血液検査，PSA，画像診断（CT，骨シンチグラフィ）を行うことで合致している。

CRPC の治療変更

治療変更に関して，NCCN，EAU，PCWG3 いずれも，PSA の増悪のみで治療を中断すべきでなく，画像上の増悪または症状の増悪を含めた3項目のうち2項目以上を満たした場合に治療を中止すべきとしている 。PCWG3 では，画像上の転移の評価をする際は，新規病変を認めた場合，それだけで画像上の増悪とするのではなく，既存病変の変化も加味するべきであるとしている。いずれにしても，臨床症状，PS，画像診断，PSA，治療による副作用を総合的に評価したうえで，治療効果なしと判断した場合治療を変更する。

> **Point**
> - CRPC では，PSA だけでなく癌増悪に関する症状，画像検査（CT，骨シンチグラフィ）を定期的に確認する。
> - PSA，画像所見，症状の増悪の3つのうち2つ以上を満たした場合，治療を中止または変更する。

Ⅴ　薬物療法（去勢抵抗性前立腺癌）

去勢抵抗性前立腺癌に対する薬剤の使用手順の決定に重要な因子は何ですか？

重要な因子として，患者の症状や背景因子（期待余命や PS など），転移部位，腫瘍量，病理所見，初回ホルモン療法の治療効果，PSA kinetics や ALP などのバイオマーカー，前治療の治療効果が挙げられる。

CRPC 症例における薬剤の使用手順

　去勢抵抗性前立腺癌（castration resistant prostate cancer；CRPC）に対する標準治療はドセタキセルであったが，わが国においても 2014 年から数多くの新規薬剤が使用可能となり，パラダイムシフトが起きた。
　CRPC に対する薬剤使用手順の決定に重要な因子を 表1 に示す。

- 症状
- 患者の背景因子（年齢，PS，期待余命，希望など）
- 転移部位（内臓転移の有無），腫瘍量（画像）
- 治療前診断時の病理所見（Gleason スコア，神経内分泌分化）
- 初回ホルモン療法の効果（奏効期間，PSA・テストステロン nadir 値）
- 前治療の効果
- 既存の腫瘍マーカー（PSADT，ALP，LDH）
- tissue biopsy（転移巣，原発巣）
- liquid biopsy（AR-V7，cf DNA，AR コピー数など）

表1　CRPC に対する薬剤使用手順の決定に重要な因子

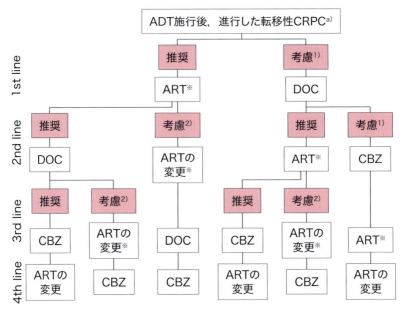

ADT：androgen-deprivation therapy, ART：androgen receptor targeted therapy, DOC：docetaxel, CBZ：cabazitaxel

a) Ra223 は，chemo unfit な症例を含め，有痛性かつ軟部組織転移のない患者に対して全状況に該当．

※ ART の効果を厳重にモニタリングし，適切なタイミングで化学療法へ移行．

1) 化学療法に耐えうる良好な PS で，以下の項目に 1 項目でも該当する場合は考慮．
 ● 初回 ADT 治療効果 1 年未満 ● 症状あり ● 内臓転移あり

2) 以下の項目に 1 項目でも該当する場合は考慮．
 ● 先行した ART 治療効果良好 ● 初回 ADT 治療効果 1 年以上 ● 症状なし or 軽微 ● 内臓転移なし

(Chi K, et al.: Treatment of mCRPC in the AR-axis-targeted therapy-resistant state. Ann Oncol 2015; 26: 2044-2056. より引用改変)

図1 転移を伴う CRPC に対する逐次療法の例

CRPC 症例における薬剤の使用手順に関してはいまだ明確化されていないが，これらの因子を用いてうまく薬剤を使い分けてタイミングを逃さずに薬剤を順次使用する個別化された逐次治療が必要とされている **図1**．

具体的な因子

具体例として，①初回ホルモン療法奏効期間16カ月未満，②PSA倍加時間6カ月未満，③内臓転移あり，④骨代謝マーカー急上昇例（特にALP）・腫瘍量の多い骨転移・疼痛あり，⑤Gleasonスコア5を含む，⑥年齢が若く，PS良好な症例はAR標的薬の治療効果が期待できないプライマリーレジスタンスを有する可能性が高いため，ドセタキセル（化学療法）の早期導入が勧められる。

近年，CRPCのフォローにおいて画像評価と組織診（特に転移巣）の重要性が指摘されている。しかしながら，組織生検（tissue biopsy）は採取が困難かつ侵襲が大きいため，将来的に血液から有益な情報が得られるliquid biopsyの普及が期待される。

- CRPCのフォローにはCTなどの画像評価を行うことが重要。
- 転移部位に対する生検も考慮。重要な臨床因子を見逃さず，患者をよく診て個別化された逐次治療の実践を。

V　薬物療法（去勢抵抗性前立腺癌）

CTCとAR-V7って何ですか？
どのように有効でしょうか？

原発腫瘍組織から離れて血液中に移行した癌細胞が血中循環癌細胞（circulating tumor cell；CTC）である。末梢血を用いたCTC検査は癌の病態予測を行うことができる有効なツールと期待されている。CRPCの原因として，アンドロゲン受容体のスプライスバリアント（androgen receptor and its splice variant；AR-V）の可能性が指摘されている。AR-V7はエンザルタミドやアビラテロンにおけるCRPCの治療抵抗性を予測するバイオマーカーとなる可能性が指摘されている。

CTCについて

　癌の病態形成において最も重要な因子の1つである転移に関する動態解析の重要度は高い。前立腺癌における再発・転移の評価はこれまでPSAや画像診断を中心に行われてきたが，CTCの検索により，転移細胞の細胞特性を解析し，転移の動態を個体レベルで計量的に分析することが可能になった。CTCの測定技術進歩により感度，特異度，再現性が向上したCellSearch® System（ベリデックス社）が開発され，米国ではすでに前立腺癌，乳癌，大腸癌の転移性癌においてFDAから承認されており，確立された技術である。CellSearch® Systemは磁気標識された細胞を分離，染色を自動で行う機器であるCellTracks®オートプレップと磁性微粒子で捕捉した癌細胞に結合したサイトケラチンをフィコエリスリン

標識抗サイトケラチンマウスモノクローナル抗体や DAPI などの蛍光物質を自動で撮影し，解析する細胞分析装置 CellTracks® アナライザーⅡからなる 表1 。

● CTC 検査の有用性を示す報告

　CTC 検査は去勢抵抗性前立腺癌（castration resistant prostate cancer；CRPC）における治療効果，予後予測因子であるとの多くの報告がある。

　CRPC 276 例を対象に前向き多施設共同臨床試験が行われた[1]。治療開始時に血液 7.5mL 中の CTC 数が 5 個以上であった患者のなかで治療開始後 2～5 週の時点で 5 個未満に減少した患者の全生存期間（overall survival；OS）の中央値（20 カ月以上）は，5 個以上に留まった患者の中央値（9.3 カ月）よりも有意に長く，治療開始時に血液 7.5mL 中の CTC 数が 5 個未満だった患者の中央値（20 カ月以上）との間に有意な差は認められなかった。CTC の測定は最も有用性の高い独立した予後予測因子であった。このことから，CTC は CRPC 患者における OS の有用な予測因子であり，治療開始後も CTC の測定値が高く維持される患者においては，現行の治療法では効果が得られないことが示唆された。また，12 カ月以内の癌死を予測する ROC 曲線では，治療前の CTC 数は PSA response より優れた検査法であると報告している。この結果より 2007 年 2 月，FDA は CRPC における CTC の有用性を認めた。

　さらに，Memorial Sloan Kettering Cancer Center の研究グループは，IMMC38 臨床試験での CRCP の 164 例を対象に，CTC を化学療法の施行前後で測定した[2]。生存期間の中央値は 18.5 カ月で，生存者の追跡期間中央値は 21.6 カ月であった。治療後 12 週以内で測定した CTC は予後の予測因子だったが，PSA 値は予測因子ではなかった。治療開始早期での CTC 数は治療効果を予測するマーカーであることを報告した。

　2014 年 Goldkorn らは（SWOG S0421）第Ⅲ相試験データに基づきドセタキセル治療患者の OS に対する CTC 測定の予後予測能を評価した[3]。治療前の CTC 生存値は予後を予測し（HR：2.74），治療開始 3 週後における CTC 上昇は OS 劣化を予測した（HR：2.55）。

	AdnaTest (Qiagen, Hanover, GE)	CellSearch® System (Janssen Diagnostics LLC, Raritan, NJ)
規制当局の承認	CE certification, no clinical validation	FDA clearance for clinical use of the CYC enumeration
Input	5 mL whole blood	7.5 mL whole blood
濃縮法	Immunomagnetical	Immunomagnetical
濃縮マーカー	EpCAM and HER2	EpCAM
検出法	PCR-based after lysis of enriched cells	Immunofluorescence staining of fixed and permeabilized enriched cells
検出マーカー	PSMA, PSA, EGFR	CK8/18/19
検出基準	Concentration of $\geq$ 10 ng/µL for one or more of the detection markers in the presence of a sufficient actin signal	Intact cell of $\geq$ 4 µm with a round to oval morphology and a nucleus overlapping the cytokeratin for 50%; $DAPI^{pos}$, $CK8/18/19^{pos}$, $CD4^{neg}$
CTC 定量化	Not possible	Count per 7.5 mL blood
特性評価	Limited to PCR for tumor-associated genes	Extensive; for example immunofluorescence staining of an additional marker, FISH of enriched cells, PCR for tumor-associated genes
Single CTC characterization possible	No, CTCs and contaminating leukocytes are lysed in a sample	Limited to the assessment of immunofluorescence staining of individual CTCs in the cartrige

(Onstenk W, et al.: Cancer Treat Rev 2016; 46: 42-50. より引用改変)

表1 AdnaTest と CellSearch® の比較

　わが国でも，CRPC と診断されてドセタキセルを開始する患者 57 例を対象に CTC の意義について検討した[4]。CTC は CellSearch® System で測定した。ドセタキセル治療開始時に血液 7.5mL 中の CTC 数が 5 個

以上であった患者でドセタキセル治療3コース後の時点で5個未満に減少した患者のOSの中央値は25カ月であり，5個以上のままであった患者の中央値10.5カ月よりも有意に長かった。CTC測定はドセタキセル治療における効果判定となる可能性を示した。

近年，新規アンドロゲンを治療標的とした薬剤でもCTCの有用性の報告がある。CRPC 140例（化学療法治療歴あり：75例，なし：65例）を対象にしたエンザルタミド非盲検用量漸増試験において，①PSAレベルの低下，②軟部組織および骨に転移した腫瘍の退縮および安定，③CTCの低下を認めると抗腫瘍効果があると確認された[5]。CRPC 711例（ドセタキセル治療後）を対象にしたアビラテロン（COU-AA-301）治療後12週目のCTC数が5個/7.5mL未満の場合2年間の生存率は46%，CTC値が5個/7.5mL以上でLDH > 250U/Lの場合，2%であった[6]。CTCはCRPC治療薬エンザルタミドやアビラテロン治療においての治療効果，予後予測因子であることが示唆されている。

CRPC治療薬におけるCTC-ARV7の有用性

androgen receptor（AR）とは，Xq11-12にコードされており，8つのエクソンを有し，919個のアミノ酸からなる110kDaの蛋白である。エクソン1がN-terminal transactivation domain（NTD），エクソン2～3がcentral DNA binding domain（DBD），エクソン4～8がC-terminal ligand binding domain（LBD）をコードしている。CRPCの原因としてAR-Vの可能性が指摘されており，アンドロゲン受容体スプライスバリアント7（AR-V7）によってコードされる蛋白質は，エンザルタミドやアビラテロンが標的とする受容体のLBDを欠くが，リガンド非依存性の転写因子として構成的活性化の状態にあることが知られている 図1。

● AR-V7の有用性を示す報告

米国Johns Hopkins大学のAntonarakisらによってCRPC患者のCTCにおけるAR-V7は，エンザルタミドやアビラテロンに対する抵抗性獲得の原因である可能性が報告された[7]。2012年12月～2013年9月までに62例（エンザルタミド群：31例，アビラテロン群：31例）が登録された。

AR-FL	NTD		DBD	Hinge	LBD
AR-45		U	DBD	Hinge	LBD
AR-V7	NTD		DBD	U	
AR-V1	NTD		DBD	U	
AR-V4	NTD		DBD	U	
AR-V3	NTD		Zn	U	
AR-V567	NTD		DBD	Hinge	U

AR-FL：full-length androgen receptor, NTD：N-terminal domain,
DBD：DNA-binding domain, LBD：ligand-binding domain,
U：unique N- or C-terminal sequence

ARを介したCRPCの発生機序としてはいくつか提唱されているが，AR自体の変化により活性化する経路のなかには，ARの増幅，遺伝子変異，splicing variantなどが存在する。14種類がある。多くはLBDが存在するC末端が欠如するようなsplicing variantである。これらの多くは，リガントに依存することなく恒常的に活性化されたARを誘導する。

図1 AR splice variants (AR-V)

彼らは，AdnaTest Prostate Cancer Selectを用いてCTC検出後PCR法で標的遺伝子を検討した **表1，2**。ベースライン時のCTCサンプルでAR-V7が検出されたのは，エンザルタミド群が39％(12例)，アビラテロン群は19％(6例)であった。エンザルタミド群では，AR-V7陽性例は陰性例に比べ，PSA奏効率が有意に低かった (0 vs 53％, $p = 0.004$)。また，PSA-PFS中央値(1.4 vs 6.0カ月, $p < 0.001$)，臨床的または画像上のPFS中央値(2.1 vs 6.1カ月, $p < 0.001$)，OS中央値(5.5カ月vs未到達, $p = 0.002$)が，いずれも有意に短かった。アビラテロン群も同様に，AR-V7陽性例は陰性例に比し，PSA奏効率が有意に低く(0 vs 68％, $p = 0.004$)，PSA-PFS中央値(1.3カ月vs未到達, $p < 0.001$)，臨床的または画像上のPFS中央値(2.3カ月vs未到達, $p < 0.001$)，OS中央値(10.6カ月vs未到達, $p = 0.006$)が有意に短縮していた。一方，タキサン系の薬剤を投与した場合，CTCのAR-V7陽性・陰性患者において，PSA奏効率，無増悪

研究	治療法	AR-V7 検出率(%)	AR-V7(+)と(−)の PSA 奏効率	AR-V7 検出法
Antonarakis, et al.[7]	Abiraterone	19%	0% vs 68% ($p < 0.01$)	CTC-derived mRNA (AdnaTest; Qiagen, Hilden, Germany)
	Enzalutamide	39%	0% vs 53% ($p < 0.01$)	
Steinestel, et al.[8]	Abiraterone or Enzalutamid	64%	7% vs 63% ($p = 0.01$)	CTC-derived mRNA (AdnaTest; Qiagen, Hilden, Germany)
Todenhofer, et al.[9]	Abiraterone	11%	0% vs 42% ($p = 0.04$)	Whole-blood mRNA (PAXgene; PreAnalytiX, Hombrechtikon, Switzerland)
Antonarakis, et al.[10]	Docetaxel or Cabazitaxel	46%	41% vs 65% ($p = 0.19$)	CTC-derived mRNA (AdnaTest; Qiagen, Hilden, Germany)
Onstenck, et al.[11]	Cabazitaxel	55%	8% vs 22% ($p = 0.70$)	CTC-derived mRNA (CellSearch; Janssen, Horsham, PA, USA)
Scher, et al.[12]	Abiraterone, Enzalutamide or taxanes	18%	0% vs 64% 33% vs 44%	CTC-derived mRNA

表2 AR-V7 発現と各種薬剤の PSA 奏効率

生存率に差は認められなかった 表2 [10,11]。

また，Efstathiou らによる CRPC 骨転移 60 症例の解析によると，エンザルタミド投与前後における骨髄生検を行った結果，投与時から耐性であった群と 6 カ月以上の長期有効例を比較すると，AR-V7 の存在が耐性に寄与しており，長期有効例において，AR-V7 発現している症例は認めなかった[13]。

AR-V7 が，アビラテロンやエンザルタミド薬耐性 CRPC のドライバーとして必須であるかどうかについてはさらなる研究が必要である。

- CellSearch® System による CTC 検査が 2007 年 2 月 FDA に承認され、10 年が経過した。この間、各種薬剤における CTC の意義について報告されていたが、わが国では高価なため普及していないのが現状である。
- CTC における AR-V7 がエンザルタミドやアビラテロンに対する CRPC の治療抵抗性を予測するバイオマーカーとなる可能性があることが報告され、CTC の認識が高まりつつある。
- しかし、いくつかのハードルをクリアする必要がある。新しいシステムを早期に確立する必要がある。
- 今後、CTC からの遺伝的検査が各薬剤の効果予測、予後の予測が可能であり、precision medicine に結びつく可能性がある。

文献

1) de Bono JS, et al.: Circulating tumor cells predict survival benefit from treatment in metastatic castration-resistant prostate cancer. Clin Cancer Res 2008; 14(19): 6302-6309.
2) Scher HI, et al.: Circulating tumour cells as prognostic markers in progressive, castration-resistant prostate cancer: a reanalysis of IMMC38 trial data. Lancet Oncol 2009; 10(3): 233-239.
3) Goldkorn A, et al.: Circulating tumor cell counts are prognostic of overall survival in SWOG S0421: a phase III trial of docetaxel with or without atrasentan for metastatic castration-resistant prostate cancer. J Clin Oncol 2014; 32: 1136-1142.
4) Okegawa T, et al.: Circulating tumor cells as a biomarker predictive of sensitivity to docetaxel chemotherapy in patients with castration-resistant prostate cancer. Anticancer Res 2014; 34(11): 6705-6710.
5) Scher HI, et al.: Antitumour activity of MDV3100 in castration-resistant prostate cancer: a phase 1-2 study. Lancet 2010; 375(9724): 1437-1446.
6) Scher HI, et al.: Circulating tumor cell biomarker panel as an individual-level surrogate for survival in metastatic castration-resistant prostate cancer. J Clin Oncol 2015; 33(12): 1348-1355.
7) Antonarakis ES, et al.: AR-V7 and resistance to enzalutamide and abiraterone in prostate cancer. N Engl J Med 2014; 371(11): 1028-1138.
8) Steinestel J, et al.: Detecting predictive androgen receptor modifications in circulating prostate cancer cells. Oncotarget 2015; doi: 10.18632/oncotarget.3925.
9) Todenhöfer T, et al.: Correlation of a novel whole blood RT-PCR assay measuring AR-V7 expression with outcomes in metastatic castration-resistant prostate cancer (mCRPC) patients treated with abiraterone acetate (ABI). ASCO Meeting Abstracts 2016; 34(2 Suppl): abstr 223.
10) Antonarakis ES, et al.: Androgen Receptor Splice Variant 7 and Efficacy of Taxane Chemotherapy in Patients With Metastatic Castration-Resistant Prostate Cancer. JAMA Oncol 2015; 1: 582-591.
11) Onstenk W, et al.: Efficacy of Cabazitaxel in Castration-resistant Prostate Cancer Is

Independent of the Presence of AR-V7 in Circulating Tumor Cells. Eur Urol 2015; 68: 939-945.
12) Scher HI, et al.: Association of AR-V7 on Circulating Tumor Cells as a Treatment-Specific Biomarker With Outcomes and Survival in Castration-Resistant Prostate Cancer. JAMA Oncol 2016; 2(11): 1441-1449.
13) Efstathiou E, et al.: Molecular characterization of enzalutamide-treated bone metastatic castration-resistant prostate cancer. Eur Urol 2015; 67(1): 53-60.

V 薬物療法（去勢抵抗性前立腺癌）

Q63 M0 CRPC って何ですか？ どのように治療しますか？

A ホルモン療法中に，PSA が連続上昇，リンパ節・骨・臓器転移なしの病態である。治療は，PSA 倍加時間が 10 カ月以上はアンドロゲン除去療法で観察，10 カ月未満は抗アンドロゲン薬や AWS 観察など 2 次ホルモン療法を行う 図1 [1)]。

M0 CRPC の定義

　M0 去勢抵抗性前立腺癌（castration resistant prostate cancer；CRPC）とは，PCWG2 の定義では，「外科的去勢あるいはアンドロゲン遮断療法（androgen deprivation therapy；ADT）によりテストステロンが去勢レベル（50ng/dL 未満），PSA の上昇が 2.0ng/mL 以上，3 週間以上の間隔で 25％以上の上昇を確認，加えて原発巣再発や小骨盤内のリンパ節腫大（短径≦ 1.5cm），骨および臓器転移なし」の病態である[2)]。前立腺癌の進展は骨転移が最も多い。画像検索は CT や骨シンチグラフィが一般的であり，PSA ≧ 2ng/mL で画像診断を開始し，陰性であれば PSA ≧ 5ng/mL で再検査，その後は PSA 倍増で再検を行うとの推奨がある 図2 [3)]。

M0 CRPC の治療

　治療として，ゾレドロン酸やアトラセンタン，デノスマブなど骨修飾薬を用いた前向き試験がある。3 試験のプラセボ群では，骨転移出現は 1 年以内に 26〜28％，2 年以内が 33〜46％の症例に起こり，非骨転移生存

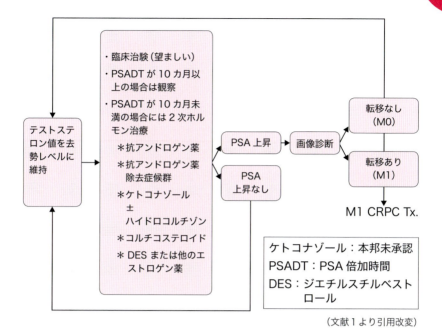

図1 M0 CRPC に対する全身治療（NCCN ガイドライン 2016年版）

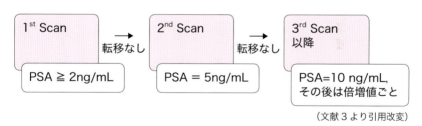

図2 M0 CRPC の転移同定の画像検索プロトコル

期間の中央値は 25〜30 カ月であった[4]。ベースライン PSA 値が 10ng/mL 以上，PSA 倍加時間（PSA doubling time；PSADT）が短期間の症例が，骨転移までの期間や全生存期間が短い。3 薬剤とも全生存期間の有

意な延長は認めなかった。

　NCCN ガイドラインの M0 CRPC 治療は，PSADT≧10カ月以上で ADT だけの観察，PSADT＜10カ月では抗アンドロゲン薬の追加，AWS 観察，ケトコナゾール，ステロイド薬，エストロゲン薬などが列挙されている [1]。AUA ガイドラインも同様であり，化学療法や免疫療法は推奨されない。早期の CRPC にエンザルタミドを使用した前向き試験がある。そのサブ解析で，M0 CRPC に対してエンザルタミドは有意に病勢進行を抑制した[5]。その他の新規 AR 標的薬を用いた M0 CRPC 対象の治験が行われており，早めに新規 AR 標的薬が使える時代が到来するかもしれない。

> **Point**
> - 転移検索は CT や骨シンチグラフィを PSA ≧ 2ng/mL で開始，陰性のとき PSA ≧ 5ng/mL で再検査，その後は PSA 倍増で再検を行う[3] 図2。
> - M0 CRPC に対してエンザルタミド前向き試験では有意に病勢進行を抑制した[5]。その他の新規 AR 標的薬を用いた治療が行われ，前倒しで使用されるようになるかもしれない。

文献

1) Mohler JL, et al.: Prostate Cancer, Version 1.2016. J Natl Compr Canc Netw 2016; 14(1): 19-30.
2) Scher HI, et al.: Design and end points of clinical trials for patients with progressive prostate cancer and castrate levels of testosterone: recommendations of the Prostate Cancer Clinical Trials Working Group. J Clin Oncol 2008; 26(7): 1148-1159.
3) Crawford ED, et al.: Challenges and recommendations for early identification of metastatic disease in prostate cancer. Urology 2014; 83(3): 664-669.
4) Sartor O, et al.: Unmet needs in the prediction and detection of metastases in prostate cancer. Oncologist 2013; 18(5): 549-557.
5) Penson DF, et al.: Enzalutamide Versus Bicalutamide in Castration-Resistant Prostate Cancer: The STRIVE Trial. J Clin Oncol 2016; 34(18): 2098-2106.

Ⅴ　薬物療法（去勢抵抗性前立腺癌）

骨転移に対して骨修飾薬（ゾレドロン酸，デノスマブ）はどのように使用すべきでしょうか？他の薬剤との併用は？

骨転移を有するCRPCでは骨修飾薬を積極的に使用すべきである。第一選択はデノスマブだが，副作用，特に低カルシウム血症に注意が必要である。カルシウムおよびビタミンD製剤の併用を考慮する。

治療の注意点

骨転移を有する去勢抵抗性前立腺癌（castration resistant prostate cancer；CRPC）においてはゾレドロン酸，デノスマブともに骨関連事象（skeletal related event；SRE）を低下させる 図1 ことが大規模無作為化試験（RCT）で示されている。また，ゾレドロン酸とデノスマブを比較したRCTではSRE発生までの期間，およびSRE発生リスクに関してデノスマブのゾレドロン酸に対する優位性が示された。しかし，デノスマブでは有意に低カルシウム血症が多く，治療との関連を否定できない死亡例も報告されているため，カルシウム値の慎重なフォローが必要である。

副作用に対する併用薬など

投与前に高カルシウム血症を認めない患者ではカルシウムおよび天然型ビタミンDの合剤（デノタス®チュアブル）の併用が推奨される。ただし，腎機能低下のある患者ではビタミンD3の活性化が低下しているため，活性型ビタミンD3の投与などを考慮する。ゾレドロン酸は腎機能障

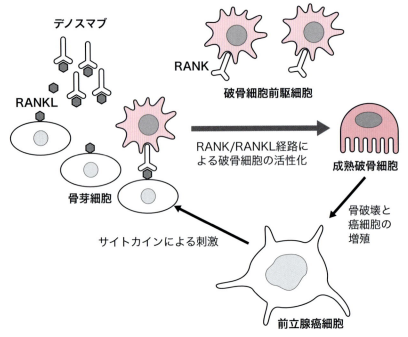

図1 デノスマブによるRANK/RANKL経路を標的とした骨吸収阻害

害をきたす恐れがあるため，腎機能低下のある患者では投与しない。顎骨壊死の発症頻度は両薬剤間に有意差はない。顎骨壊死はいったん発症すると難治性であり，投与前に歯科医による口腔内ケアおよび必要な歯科治療を行っておくことが必須である。

　骨転移を有するホルモン感受性前立腺癌においては骨修飾薬が癌細胞の増殖にも抑制的に働くことが実験レベルでは示され治療効果が期待されたが，複数のRCTでは生存期間の延長は認められなかった。しかし，症例を選択すればベネフィットがあるとの報告もある。

 ● 骨転移を有するCRPCでは低カルシウム血症・顎骨壊死に注意しながら骨修飾薬を積極的に使用すべきである。

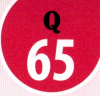

V 薬物療法（去勢抵抗性前立腺癌）

去勢抵抗性前立腺癌のエンドポイントは全生存率（OS）以外ありますか？rPFSやSSEって何ですか？

CRPCのエンドポイントはOS以外にもある。画像的無増悪生存期間（rPFS）もその1つである。SSEは自覚症状を呈する骨関連事象，あるいはそれに対する治療のことである。

　去勢抵抗性前立腺癌（castration resistant prostate cancer；CRPC）を対象とした主な臨床試験を 表1 に示す。多くのプライマリーエンドポイントはOSであるが，OSと rPFS（radiographic progression-free survival）の両方がプライマリーエンドポイントとして設定されているものもある。rPFSはOSとの相関が非常に強いことが報告され，OSのサロゲートとなる可能性がある[1]。

　セカンダリーエンドポイントとしては，例えばORR（objective response rate），抗癌剤投与までの期間，最初の骨関連事象（skeletal-related event；SRE）までの期間などさまざまなものが設定されており，試験ごとに異なる。最初のSSE（symptomatic skeletal event）までの期間はALSYMPCAでセカンダリーエンドポイントとして設定されている。

　各エンドポイントの特性を 表2 に示す。

発表年	試験名	試験薬	対照群	プライマリーエンドポイント
2004	TAX327	ドセタキセル	ミトキサントロン	OS
2004	S9916	ドセタキセル＋エストラムスチン	ミトキサントロン	OS
2010	TROPIC	カバジタキセル	ミトキサントロン	OS
2010	IMPACT	シプリューセルT	プラセボ	OS
2011	COU-AA-301	アビラテロン	プラセボ	OS
2011	NCT00321620[*]	デノスマブ	ゾレドロン酸	time to first on-study SRE
2012	NCT00286091[*]	デノスマブ	プラセボ	bone-metastasis-free survival
2012	AFFIRM	エンザルタミド	プラセボ	OS
2013	COU-AA-302	アビラテロン	プラセボ	rPFS + OS
2013	ALSYMPCA	ラジウム-223	プラセボ	OS
2014	PREVAIL	エンザルタミド	プラセボ	rPFS + OS

[*] Clinical Trials. gov, number

表1 CRPCを対象とした主な第Ⅲ相試験

	OS	PFS	ORR	Time to SSE
利点	・指標が明確 ・正確に判定可能	・OS と比べ必要症例数が少なくてよい ・フォローが短くてよい ・後の治療の影響がない	・単アーム試験でも評価できる ・小規模研究でよい ・薬剤の直接的効果が評価できる	・患者の視点での評価が可能 ・期待する薬効の評価が可能
欠点	・大規模な症例数が必要 ・長期間のフォローが必要 ・後の治療が影響 ・他因死も含む	・OS の代用となるか不明 ・判定が難しい ・定期的画像検査が必要 ・試験ごとに定義が異なる	・患者の利益に直接結びつかない ・薬剤の効果を包括的に評価できない	・評価基準が不明確 ・客観性に欠け,定量的評価が難しい

表2 CRPC の臨床試験におけるエンドポイントの特性

- OS がプライマリーエンドポイントとなることが多いが,最近 rPFS も増えている。
- 骨転移の多い CRPC では骨修飾薬のエンドポイントとして SRE や SSE が設定されることもある。

文献

1) Morris MJ, et al.: Radiographic progression-free survival as a response biomarker in metastatic castration-resistant prostate cancer: COU-AA-302 results. J Clin Oncol 2015; 33: 1356-1363.

VI

予後・緩和・救急・
その他

Ⅵ 予後・緩和・救急・その他

病期別の前立腺癌の予後はどれくらいですか？

臨床病期別 5 年実測生存率は，ステージⅠで 92.1％，ステージⅡで 93.1％，ステージⅢで 85.7％，ステージⅣで 51.1％である。臨床病期別 5 年相対生存率では，ステージⅠ～Ⅲで 100％，ステージⅣで 62.0％である。

UICC TNM 分類（第 7 版）によるステージ分類

2009 年の UICC TNM 分類（第 7 版）[1]）に従えば，ステージⅠは T1，T2a の局所限局癌，ステージⅡは T2b，T2c の局所限局癌，ステージⅢは T3 の前立腺癌，ステージⅣでは T4 の前立腺癌あるいは転移性前立腺癌となっている 表1 。

ステージⅠ	T1, T2a	N0	M0
ステージⅡ	T2b, T2c	N0	M0
ステージⅢ	T3	N0	M0
ステージⅣ	T4	N0	M0
	Any T	N1	M0
	Any T	Any N	M1

表1 UICC 第 7 版（2009 年）による TNM 分類

国立がん研究センターの統計による予後

国立がん研究センターがん対策情報センターの統計[2]によると，2006～2008年までに診断された前立腺癌症例で，5年相対生存率は97.5%，ピリオド法による10年相対生存率は78.0%と報告されている。

相対生存率とは，ある癌と診断された人のうち5年あるいは10年後に生存している人の割合が，日本人全体で5年後，10年後に生存している人の割合に比べてどのくらい低いかを示したものである。100%に近いほど治療で生命を救える癌，0%に近いほど治療で生命を救い難い癌であることを意味する。

全国がん（成人病）センター協議会加盟施設における予後

2004～2007年までに診断された前立腺癌を集計した全国がん（成人病）センター協議会加盟施設における調査[3]をみると，前立腺癌8,716例のうちステージⅠが332例，ステージⅡが5,834例，ステージⅢが1,260例，ステージⅣが1,158例，ステージ不明が132例である。それぞれの5年実測生存率はステージⅠが92.1%，ステージⅡで93.1%，ステージⅢで85.7%，ステージⅣで51.1%，ステージ不明で80.8%である。これを5年相対生存率でみると，ステージⅠ～Ⅲで100%となり，ステージⅣで62.0%，ステージ不明で96.3%となり，ステージⅠ～Ⅲでは適切な治療介入により前立腺癌でない日本人と同じ生命予後が期待できることを示している 図1, 2 。

また1999～2002年までに診断された前立腺癌症例で10年生存率をみた場合には，10年実測生存率が，ステージⅠで59.8%，ステージⅡで69.8%，ステージⅢで60.3%，ステージⅣで22.4%，ステージ不明で58.4%である。10年相対生存率では，ステージⅠが90.3%，ステージⅡが100.0%，ステージⅢが95.6%，ステージⅣが37.8%，ステージ不明が96.1%となっている。このことから転移性前立腺癌の10年にわたる長期予後は不良であることがうかがえる 図1, 2 。

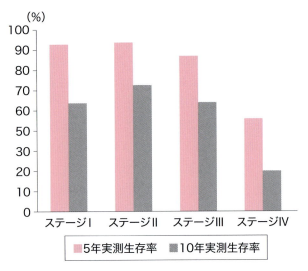

図1 臨床病期別5年および10年実測生存率

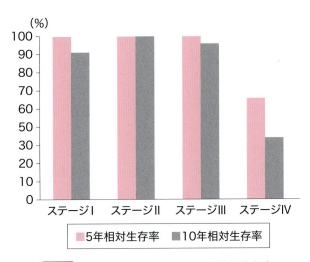

図2 臨床病期別5年および10年相対生存率

文献

1) UICC　TNM分類（第7版），2009.
2) 国立がん研究センターがん対策情報センター：http://ganjoho.jp/reg_stat/statistics/stat/summary.html
3) 公益財団法人　がん研究振興財団：がんの統計 '15, 2016. http://ganjoho.jp/data/reg_stat/statistics/brochure/2015/cancer_statistics_2015.pdf

Q67

Ⅵ 予後・緩和・救急・その他

去勢抵抗性前立腺癌や転移癌に対する局所放射線療法は有効ですか？

骨転移巣に対する疼痛緩和には 8Gy の単回照射が，脊椎転移による脊髄麻痺や原発巣の出血や症状に対しては 30Gy/10 fractions の分割照射が有効である。

　去勢抵抗性前立腺癌（castration resistant prostate cancer；CRPC）や転移癌において局所放射線療法が適応となる病態を　表1　に示した。それぞれの項目について概説する。

骨転移巣に対する疼痛緩和

　新規の前立腺癌患者ではホルモン療法導入により疼痛緩和も期待できるが，CRPC においては早い段階で疼痛緩和に対する介入が必要である。特に痛みが限局している場合，骨痛緩和のための外照射はきわめて有用である。

　8Gy ほどの単回照射と 30Gy/10 fractions の分割照射の 2 つの方法がある。両者の有効性は同等であるが，単回照射のほうが疼痛再発に対する再照射を必要とする場合が多かった。しかし再照射の有効性は初回照射と同等であることが示されており，最新のシステマティックレビューでは単回照射を推奨している　表2　。

脊椎転移による脊髄麻痺に対して

　手術療法（椎弓切除術）あるいは放射線治療が適応となる。単回照射よ

	単回照射 8Gy	分割照射 30Gy/10 fractions
骨転移巣に対する疼痛緩和	○	△
脊椎転移による脊髄麻痺に対して	×	○
原発巣の出血や症状に対して	×	○

表1 局所放射線療法の適応

	単回照射 8Gy	分割照射 30Gy/10 fractions	p値
寛解率	60%	61%	0.36
完全寛解率	23%	24%	0.57
再照射必要率	20%	8%	< 0.01
病的骨折率	3%	3%	0.72

単回照射のほうが疼痛再発に対する再照射を必要とする場合が多かった。しかし再照射の有効性は初回照射と同等であることが示されており、最新のシステマティックレビューでは単回照射を推奨している。

表2 疼痛緩和に対する単回照射と分割照射の比較

りも30Gy/10 fractionsの分割照射のほうが推奨される。

原発巣の出血や症状に対して

タンポナーデとなるような高度の血尿に対して30Gy/10 fractionsの分割照射が有効である。また血尿だけではなく局所の疼痛、直腸症状や下部尿路症状に対しても有効性が証明されている。

Ⅵ 予後・緩和・救急・その他

oligometastasis の定義は？
積極的な治療は有効ですか？

転移個数は 3～5 カ所以下，転移部位は骨またはリンパ節転移とする報告が多い。
定位照射など転移巣に対する積極的な治療介入が予後を改善するかどうかについては前向き試験の結果が待たれる。

　転移性ホルモン感受性前立腺癌（metastatic castration-sensitive prostate cancer；mCSPC）の治療は，かつての画一的なホルモン療法から，腫瘍量に応じた治療の個別化がトレンドとなっている 図1 。腫瘍量が多い症例では，治療当初からドセタキセルを併用することが予後の改善につながることが示された。一方，腫瘍量の少ない oligometastasis 症例に対しては，原発巣ならびに転移巣に対する局所治療が予後の改善に結びつくかどうかについて検証されつつある。

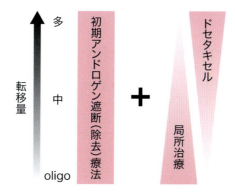

図1 mCSPCに対する転移量に応じた初期治療の個別化

- Advanced Prostate Cancer Consensus Conference 2015では，パネリストの85％がoligometastasisを3カ所以下の転移としている。
- oligometastasis症例では，定位照射などによる良好な転移巣の局所コントロールが報告されており，oligometastasisに対する積極的な治療介入が，病勢進行，癌死などの予後改善に寄与するかについては前向き試験の結果が待たれる。

Ⅵ　予後・緩和・救急・その他

骨転移に対する疼痛対策を具体的に教えてください。

オピオイドを中心とした薬物療法であるWHO方式癌疼痛治療法を開始するとともに放射線治療を検討する。さらに，骨折予防に対するビスホスホネート／デノスマブの併用や骨折の痛みに対しては手術治療も考慮する。

骨転移による痛み　図1

　前立腺癌の骨転移により，骨内で炎症反応が惹起されるとともに破骨細胞が活性化する。炎症による生理活性物質や破骨細胞が分泌する酸は痛みを引き起こす。さらに，骨内で癌が増殖すると海綿骨などの微細骨折や骨内の神経圧迫による痛みが引き起こされ，最終的に骨折を引き起こす。したがって，骨転移による痛みは炎症および破骨細胞の活性化とそれに引き続く骨折によって引き起こされる。

　骨転移それ自体は，患者の生命を脅かすものではない。しかし，骨は運動器であるため安静時痛のみならず日常動作によって強い体動時痛が生じ，患者のADLを制限するため，骨転移痛は患者QOLの面で重大な問題である。また，骨転移の進行により，いわゆる"癌の痛み"だけでなく，二次的な骨折による強い痛みを引き起こす。体動時痛は薬物療法のみで十分に緩和することが難しく，放射線療法，手術療法，リハビリテーション療法など集学的な治療を念頭に置く。

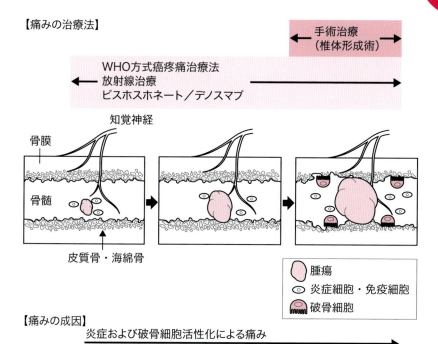

図1 骨転移痛の成因とそれに応じた治療法

骨転移の痛みの治療法 図1

　WHO方式癌疼痛治療法に従った薬物療法を開始するとともに放射線治療を検討する。さらに，骨関連事象を減少させるために破骨細胞抑制薬（ビスホスホネート／デノスマブ）を検討する。また，骨折が生じ痛みのコントロールが難しい場合には，手術療法を考慮する。特に，椎体骨折では椎体形成術を検討する。

● WHO方式癌疼痛治療法

　鎮痛薬を3段階除痛ラダーに準じて投与する 図2 。第1段階では，非オピオイドであるNSAIDsやアセトアミノフェンを投与する。第2段階では弱オピオイドを投与する。第3段階では強オピオイドを投与する。

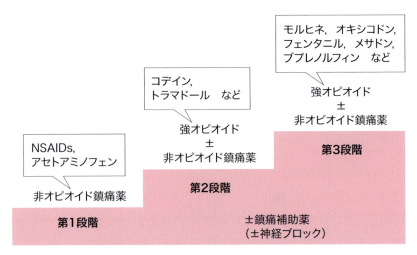

図2 WHO方式癌疼痛治療法と主な鎮痛薬

　第2, 3段階では，第1段階で用いた非オピオイド鎮痛薬を必ず併用することが重要である．第3段階でのオピオイド投与量に上限はなく，鎮痛効果と副作用を観察しながら痛みが緩和されるまで増量する．

● 放射線治療

・外照射：骨転移痛に対する外照射には高いエビデンスがあり，薬物療法とともに検討するべきである．通常，鎮痛効果は照射開始後2週間後から明らかとなり，4〜8週で最大となって約6カ月間持続する．鎮痛目的では，8Gy/1回や30Gy/10回，20Gy/5回などの分割照射が用いられる．

・ストロンチウム89：多発性骨転移による痛みに用いられる．1回の静脈内投与で，3カ月程度の効果持続が得られる．鎮痛効果は外照射と同様である．

破骨細胞の抑制

　骨転移巣では破骨細胞が活性化する．破骨細胞を抑制する薬物として，ビスホスホネート製剤とデノスマブ（RANKL抗体）が臨床使用可能である．これらが破骨細胞から分泌される酸による痛みを軽減するかは明らかではないが，骨折などの骨関連事象を減少させることが高いエビデン

スで明らかになっている。したがって、骨折による二次的な痛み発生を減少させることができるため、骨転移が明らかになった時点で投与を考慮する。顎骨壊死・顎骨骨髄炎や低カルシウム血症発生に注意する。

椎体形成術　図3

　椎体形成術は、経皮的に椎体にセメント注入し、骨転移による椎体圧迫骨折の痛みを緩和する方法である。急性期の感染症、出血傾向、重篤な心疾患、脊椎後面の破壊例では禁忌であり、適応は慎重にするべきである。症例によっては、治療1〜3日後には著明な痛みの改善が得られる。しかしながら、有効性に関する高いレベルのエビデンスはない。

①術式

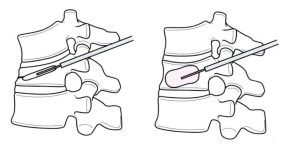

②適応：以下の5項目をすべて満たす

(1) 椎体の腫瘍性病変による体動時疼痛
(2) 腫瘍が脊柱管に大きく露出していない
(3) 著しい出血傾向がない
(4) 解剖学的に穿刺針の刺入が可能
(5) 処置に要する体位（腹臥位）の保持が可能

図3 椎体形成術とその適応

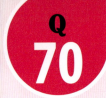

Ⅵ 予後・緩和・救急・その他

骨転移による脊髄麻痺はどのように対処すべきですか？

麻痺出現時にはステロイドの投与を即座に開始する。可及的速やかに放射線療法もしくは手術療法（椎弓切除術）を検討すべきである。

脊髄圧迫症状

　症候性骨関連事象（symptomatic skeletal events；SSE）表1 の1つである脊髄圧迫症状は，脊椎転移が存在する場合に病勢の進行によって生じ，責任病巣の高さによって麻痺の程度は異なるが，下肢麻痺を生じて，寝たきりになると生活の質（quality of life；QOL）の低下は著しい。脊椎転移による脊髄麻痺の診断および治療の遅れにより不可逆性の麻痺や排尿障害が認められるので，何よりも迅速な対応が求められる。

　診断にはMRIが有用とされる。

　治療法としてはステロイド投与，放射線療法，手術療法が挙げられる。ステロイドについては大量あるいは常用量を用いるかはいまだ議論の分かれるところであるが，その大量投与は放射線あるいは手術の補助療法として用いられ，その有効性はRCTにて検証されている。

脊髄麻痺の治療

　個々の症例に応じて，麻痺の進行具合および他の薬物療法の反応を診て追加治療の必要性を判断しているのが実情であろう。特に下肢麻痺などを

契機に前立腺癌と診断されるようなホルモン感受性状態においては，薬物治療に対する良好な反応性が期待されるため，手術療法の併用は慎重な判断を要する 表2 。

● 放射線療法

放射線療法としては30Gy/10fractionsを照射することが多く，単回照射に比較して成績は良好な傾向にある。

放射線療法単独群と手術療法＋放射線療法併用群とのランダム化比較試験（randomized controlled trial；RCT）は2つ認められるが，それぞれが異なる結論であったためまだ決着がついていないように思われる。

● 手術療法

転移性脊椎腫瘍の術式としては，後方進入での椎弓切除による除圧および固定術が行われることが多いが，前立腺癌の場合，骨の脆弱性がないため，椎弓切除術が主になる。

一般に手術の適応としては完全麻痺を呈してから48時間以上経過している場合，予後6カ月以内と推定される場合にも基本的に手術療法は推奨されていない。

ASTROのガイドライン 表3 では手術療法が恩恵を受けやすい因子を挙げられてはいるが，個々の症例において整形外科医，神経内科医，放射線治療医判断のもと手術を行うかどうかを決定するのが実際的だと思われる。

表1 症候性骨関連事象（SSE）
①骨症状を緩和するための外照射療法の実施
②新たな症候性病的骨折の発現
③脊髄圧迫の発現
④腫瘍に関連した整形外科的介入

表2 治療方法選択に必要な要素
①ホルモン療法感受性か？去勢抵抗性状態（CRPC）？
②責任病巣はどの椎体か？
③麻痺は進行性か？
④前立腺癌としての予後は？

特徴	外科的減圧術と術前放射線治療が推奨される要素
X線	① 1箇所でのみ腫瘍が進行している ② 内臓や脳への転移がない ③ 脊椎不安定性がある
患者	① 65歳未満である ② カルノフスキー指数(Karnofsky performance scale；KPS) ≧ 70 ③ 3カ月を超える生存が予測される ④ 神経徴候の進行が緩徐である ⑤ 継続離床 ⑥ 非歩行が48時間を超えない
腫瘍	① 比較的に放射線抵抗性の組織型(悪性黒色腫) ② 比較的不活性の経過が示唆される起始部(前立腺，胸部，腎臓)
治療	① 前回の放射線外照射療法(EBRT)が奏効していない

表3 脊髄減圧手術が考慮されるべき患者に対する診断基準

Ⅵ 予後・緩和・救急・その他

進行性前立腺癌の尿路合併症（血尿，排尿困難）はどのように対処すべきですか？

前立腺癌の下部尿路への進展に伴い，血尿や排尿困難が出現する。画像検査によって進展部位を評価し，短期的には尿道カテーテル留置，中長期的には経尿道的前立腺切除術（TURP），放射線療法について検討する 図1 。

画像検査によって進展部位を評価

　血尿や排尿困難などの局所症状を伴う前立腺癌は，尿道や膀胱へ進展している可能性が高いが，尿路結石，放射線性膀胱炎，前立腺肥大症を除外しておく。

　超音波検査，膀胱鏡検査，CT，MRI などによって，局所の病態を把握する。また，超音波検査で水腎症の有無を確認し，水腎症があれば，尿管，尿管口，尿道の閉塞部位を把握する。血尿の場合は，抗凝固薬や抗血栓薬の内服の有無を確認し，中止の可否を判断する。

短期的な対応

　局所症状を伴う前立腺癌は遠隔転移を伴うことも多いが，ホルモン療法や放射線療法などの治療前か，これらの治療中または後（去勢抵抗性前立腺癌（castration resistant prostate cancer ; CRPC）を含む）かによって予後や治療法は大きく異なる。ホルモン療法や放射線療法の前であれば，これらの治療によって局所症状は改善していく可能性が十分ある。し

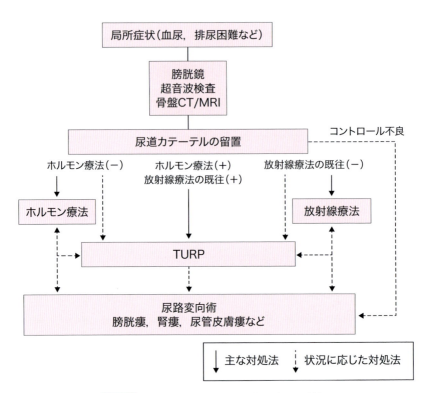

図1 進行性前立腺癌の尿路合併症への対処

かし、ホルモン療法や放射線療法は速効性に乏しいため、緊急度や重症度に応じて尿道カテーテル留置や尿路変向術を検討する。

血尿や排尿困難の初期対応として、尿道カテーテル留置が必要となる場合が多い。尿道カテーテル留置困難な症例では膀胱瘻を検討する。癌の進展に伴う水腎症やコントロール困難な血尿による膀胱タンポナーデは腎瘻や尿管皮膚瘻の適応を検討する。

前立腺肥大症を合併した場合の排尿困難は、α1ブロッカーによる症状改善が期待されるが、改善しない場合には間欠的自己導尿を試みる。

中長期的な対応

放射線療法の適応範囲は広く、症状のコントロールだけでなく、予後の

改善も期待できる。ただし，放射線治療の既往例では過剰照射の問題があり，適応について放射線治療医にコンサルトする。長期予後が期待されるホルモン感受性前立腺癌の場合は，高線量照射（78Gy以上）を検討する。タンポナーデをきたすような高度の血尿に対し，症状コントロールを目的とする場合は30Gy/10 fractionsあるいは20Gy/5 fractionsが有効である。

血尿や排尿困難に対する姑息的経尿道的前立腺切除術（trans-urethral resection of the prostate；TURP）（経尿道的焼灼術を含む）は，速効性が期待できるものの，単独で行った場合は症状が再発する可能性が高く，長期的な症状コントロールは併用治療の制癌効果に依存する。したがって，放射線治療後のCRPCである場合，局所症状は再発する可能性が高い。また，尿道括約筋に癌が進展している場合は術後尿失禁のリスクが高くなる。術前に，前立腺部尿道や膀胱頸部における癌の進展部位，下部尿路閉塞の程度を把握し，尿道カテーテルの再留置や膀胱瘻，腎瘻，尿管皮膚瘻など尿路変向術の必要性についても検討する。

- 尿路合併症への対処法は，ホルモン療法や放射線療法の治療歴の有無によって異なる。
- 姑息的TURPは速効性があるが，長期の症状コントロールのためにはホルモン療法，放射線療法など併用治療を検討する。

Ⅵ 予後・緩和・救急・その他

高齢前立腺癌患者の評価と治療の注意点は？

高齢前立腺癌患者では，限局癌でもホルモン療法などの低侵襲治療が選択される傾向にあるが，手術治療が可能な患者も存在する。侵襲的治療が可能かどうかの判定ツールとして，高齢者総合的機能評価が注目されている。

高齢前立腺癌患者の評価

　高齢前立腺癌患者では，生理機能の低下や合併症のため治療方針決定に難渋することが多い。加齢には個人差が大きく，暦年齢のみで高齢者を分類することは困難である。さらに社会的・精神心理的な状況も配慮した総合的な評価が必要と考えられる。このような総合的評価のために，高齢医学の領域で確立された高齢者総合的機能評価（comprehensive geriatric assessment；CGA）表1 が用いられている。これは身体機能，合併症，薬剤，栄養状態，認知機能，精神心理，社会支援などの総合的評価法で，高齢者癌治療における予後，治療効果，毒性の予測にも有用と報告されている。

評価による治療法の振り分け

　高齢癌患者治療に関する国際学会である International Society of Geriatric Oncology（SIOG）では高齢前立腺癌患者の CGA によるスクリーニングを推奨している。高齢前立腺癌患者を2つの群，すなわち若

身体機能	ADL, IADL など
合併症	Charson Comorbidity Index (CCI) など
薬剤	Medical Appropriate Index (MAI) など
栄養	Mini nutritional assessment (MNA) など
認知機能	Mini-mental state examination (MMSE) など
気分	Geriatric Depression Scale (GDS) など
社会支援	Rand medical social support など
老年症候群	転倒, せん妄, 骨粗鬆症の有無など
簡易的スクリーニング	G8, VES-13 など

表1 高齢者総合的機能評価 (CGA)

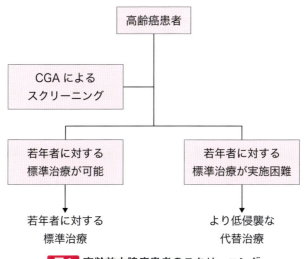

図1 高齢前立腺癌患者のスクリーニング

年者に対する標準治療が施行可能な群と，若年者に対する標準治療が困難でより低侵襲な代替治療を施行する群に振り分ける際に，CGA が有用なツールとなることが期待されている 図1 。

索 引

あ
アトラセンタン………………………………210
アビラテロン……………176,179,186,195,205
アルゴンプラズマ凝固止血………………139
アンドロゲン遮断療法………160,166,210
アンドロゲン受容体…………………………17

い
イエテボリ研究………………………………32
異型腺管癌……………………………………53
移行領域（TZ）……………………………50
遺伝子多型……………………………………67
イリジウム 192 (^{192}Ir)……………132,138
イレウス……………………………………113

え
永久挿入密封小線源療法………………134,137
エンザルタミド……176,179,186,195,205

か
外照射…………………………………………230
外照射後の直腸障害…………………………92
開腹下恥骨後式前立腺全摘除術…………104
開腹前立腺全摘除術………………………114
化学療法………………………………………59
拡散強調像（DWI）…………………………54
拡大郭清………………………………………86
拡大リンパ節郭清…………………………88,108
拡張強調像……………………………………56
画像誘導放射線治療………………………120
家族歴…………………………………………16
カバジタキセル……………………176,184,186
間欠的ホルモン療法………………………163
監視療法…………………………………64,93,96

き
基質特異性拡張型βラクタマーゼ産生菌…47
期待余命………………………………………94
キノロン耐性菌………………………………47
救済放射線療法……………………………117
救済ホルモン療法…………………………117
救済療法……………………………………142
急性期合併症………………………………126
強度変調放射線治療…………………119,154
去勢抵抗性前立腺癌…………59,60,173,
　　　176,191,196,199,203,213,215,224,235

く
偶発癌…………………………………………24

け
経会陰生検………………………………48,53
経過観察方法…………………………………98
計画標的体積………………………………119
経直腸生検……………………………………48
経直腸的超音波検査………………………131
経尿道的前立腺切除術…………………235,237
血精液症……………………………………138
血中循環癌細胞……………………………202
血尿…………………………………………138,235

血便
血便……………………………………………138
限局性前立腺癌のリスク分類………………86

こ
高 Gleason 癌………………………………148
抗 RANKL 抗体……………………………160,172
高圧酸素療法………………………………139
抗アンドロゲン薬単独療法………………160
高線量率組織内照射………………………134
好中球減少症…………………………184,188
高密度焦点超音波療法………………142,144
高齢者総合的機能評価……………………238
高齢前立腺癌患者の評価…………………238
コクランデータベース………………………32
骨関連事象……………………173,193,213,215
骨修飾薬……………………………………172
骨シンチグラフィ………58,60,142,196,210
骨代謝調節薬………………………………172
骨転移………………………………57,213,228
骨盤底筋体操………………………………152
骨盤リンパ節転移…………………………143
根治的放射線外照射………………………119

さ
再生検…………………………………………53
酸化ストレス…………………………………13

し
シード療法…………………………………131
質調整生存年…………………………………42
ジヒドロテストステロン（DHT）……………22
死亡数…………………………………………12
周術期合併症の頻度………………………111
住民健診………………………………………36
重粒子線……………………………………121
手術後の勃起不全……………………………92
術後合併症…………………………………113
腫瘍制御……………………………………106
消炎鎮痛薬…………………………………127
消化管（消化器）障害…………………126,139
小線源…………………………………130,142
小線源治療後の排尿障害……………………92
女性化乳房…………………………………160
新グレードグループ分類……………………74
人工肛門造設術……………………………139
深部静脈血栓症……………………………113

す
スキャニング法……………………………122
ストロンチウム 89………………………191,230

せ
性機能障害……………………114,139,153,154
生検 Gleason スコア…………………………88
全ゲノムシークエンシング…………………67
前立腺 MRI 撮影………………………54,142
前立腺炎………………………………………43
前立腺癌の自然史……………………………27
前立腺生検………………………………43,73
前立腺全摘除術…………………84,102,142,151
前立腺全摘除術後のフォローアップ……115

前立腺全摘除術の合併症と対策	112
前立腺特異的膜抗原	62
前立腺肥大症	43

そ

鼠径ヘルニア	114
組織内照射法	130
ゾレドロン酸	210

た

待機遅延ホルモン療法	86
大規模前向きコホート研究	100
大規模無作為化比較試験（PCPT）	22
待機療法	93
ダイナミック造影像（DCE）	54
高リスク群	87
タキサン系抗癌剤	183,188

ち

恥骨後式前立腺全摘除術	111
中間リスク群	86
中間リスク前立腺癌	96
中心領域（CZ）	50
超音波検査	235
腸管損傷	111
直腸障害	126
直腸診	35,43,58
直腸損傷	111
治療介入後におけるPSA検査	65
治療奏効維持生存期間	167

つ

椎体形成術	231

て

定位放射線治療	120
低線量率小線源治療	134
低リスク群	84
デガレリクス	157
テストステロン	22
デノスマブ	172,193,210,213,229
デュタステリド	23
転移性去勢抵抗性前立腺癌	183,186
転移性ホルモン感受性前立腺癌	226

と

凍結療法	142
ドコサヘキサエン酸	19
ドセタキセル	166,183,186,199,203

に

乳房痛	160
尿意切迫感	154
尿失禁	92,113,151
尿勢低下	126
尿線細小	154
尿道炎	138
尿道狭窄	138
尿閉	154
尿路障害	126,139
人間ドック	36

の

ノモグラム	80,88

は

バイオマーカー	67
排尿機能障害	151,154
排尿困難	154,235
排尿（時）痛	126,154
排便機能障害	154
排便時出血	126
排便時痛	126
破骨細胞	172,214,228,230
破骨細胞前駆細胞	214
破骨細胞標的治療	173
破骨細胞抑制薬	172
パッシブ法	122
晩期合併症	127
晩期直腸出血	128

ひ

ビカルタミド	158
ビスホスホネート（BP）	160,172,193,229
肥満	21
ピリオド法	221
頻尿	126,154
頻便	126,154

ふ

フィナステリド	22
腹腔鏡下前立腺全摘除術	104,111
複合アンドロゲン遮断療法	18
ブラキセラピー	130
プロテオミクス解析	67

へ

閉塞性排尿障害	102
ペグフィルグラスチム	184
辺縁領域（PZ）	50
便失禁	154

ほ

膀胱鏡検査	235
膀胱出血	128
膀胱尿道吻合部狭窄	114
膀胱尿道吻合部リーク	113
放射線治療/療法	65,84,144,230
飽和脂肪酸	20
飽和生検	50,53
ホスホジエステラーゼ（PDE5）阻害薬	112
勃起障害（不全）	151,161
ホットフラッシュ	161
ホルモン感受性前立腺癌	173
ホルモン療法	18,59,64

ま

マイクロアレイ	67

み

密封小線源治療	130
ミニマム創内視鏡下前立腺全摘除術	104

む

無作為化比較試験（RCT）	39

め

メタアナリシス	167

よ
ヨウ素 125 (^{125}I) ················131,137
予防的抗菌薬投与 ·····················47

ら
ラジウム 223 ·····················191,193
ラテント癌 ·····················12,17,24

り
リアルタイム計画法 ····················131
罹患数 ··································12
罹患率 ··································14
リスク分類 ·························80,125
リスク別治療アルゴリズム ·············86
リノレン酸 ·····························19
リビドー低下 ·························161
リモートアフターローディング方式（後装填法）···132
粒子線治療 ····························121
リュープロレリン ····················157
リンパ節郭清 ···················108,110
リンパ節転移 ·························57

ろ
ロボット支援前立腺全摘除術···102,104,111,153

A
active surveillance (AS) ···············93
ALSYMPCA 試験 ····················193
androgen deprivation therapy (ADT)
 ·····························160,166,210
androgen receptor and its splice variant (AR-V)
 ···202
androgen receptor (AR) ············205
apparent diffusion coefficient (ADC) マップ
 ···54
AR-V7 ·······································181
atypical small acinar proliferation (ASAP)
 ···44,53
AUA/D'Amico の分類 ·················84

B
BMI 増加 ·································21
bone modifying agents (BMA) ·········172
bone scan index (BSI) ···········59,62

C
castration resistant prostate cancer (CRPC)
 ········59,60,173,176,179,191,196,199,
 203,210,213,215,224,235
CHAARTED 試験 ····················167
circulating tumor cell (CTC) ·········202
combined androgen blockade (CAB)
 ···18,158
comprehensive geriatric assessment (CGA)
 ···238
cribriform（篩状腺管）パターン ······73
CT ····························57,196,210,235

D
D'Amico のリスク分類 ············82,96
DNA メチル化 ··························67
docosahexaenoic acid (DHA) ·········19

E
eicosapentaenoic acid (EPA) ··········19
erectile dysfunction (ED) ············151
European Randomized Study of Screening
 for Prostate Cancer (ERSPC) ······34,41
Expanded Prostate Cancer Index
 Composite (EPIC) 調査票 ·········151
extended-spectrum β-lactamase (ESBL)
 ···47

F
failure-free survival ·····················167
focal therapy ···············142,144,148
free/total PSA 比 ························52
FSH（血清卵胞刺激ホルモン）······156

G
GETUG-AFU15 試験 ·················166
Grade group (GG) ······················70
Gleason score (GS) ·····················71
Gleason スコア ···········21,22,58,70,73,
 74,82,102,108
glomeruloid（糸球体様腺管）パターン·····73
GnRH アンタゴニスト ············18,156

H
heterogeneity ······························82
HE 染色 ····································79
high dose rate brachytherapy (HDR) ···138
high grade prostatic intraepithelial
 neoplasia（HGPIN）···············44,53
high-dose-rate ··························131
high-intensity forcused ultrasound (HIFU)
 ···142,144

I
ICG（インドシアニングリーン）······109
image-guided radiation therapy (IGRT)
 ···120
incremental cost-effectiveness ratio (ICER)
 ···42
intensity modulated radiation therapy (IMRT)
 ···120,154
International Index of Erectile Function (IIEF)
 ···151
International Prostate Symptom Score (I-PSS)
 ···151
intraductal carcinoma of the prostate (IDC-P)
 ···78

J
J-CaP Study Group ·······················169

K
Kattan-type のノモグラム ···········88

L
laparoscopic radical prostatectomy (LRP)
 ···104,111
LH-RH アゴニスト ······················18
LH-RH アナログ ···········124,173,176
LH（黄体形成ホルモン）·············156
LH-RH 受容体 ··························156

liquid biopsy ……………………………… 201
low dose rate branchytherapy (LDR) … 137

M
M0 去勢抵抗性前立腺癌………………… 210
mapping biopsy………………………… 142
metastatic castration resistant prostate cancer (mCRPC) ………………183,187
metastatic castration-sensitive prostate cancer (mCSPC) …………… 226
MR spectscopy ………………………… 142
MRI/ 超音波 fusion 生検………………… 53
MRI ガイド生検…………………………… 142
multiparametric MRI ……………53,97,142

N
National Comprehensive Cancer Network (NCCN)………………………… 198
National Comprehensive Cancer Network (NCCN) の分類…………82,84
needle displacement…………………… 139

O
oligometastasis ………………………… 226
open adical prostatectomy (ORP) … 114
objective response rate (ORR) ……… 215
osteoclast-targeted therapies………… 173
overall survival (OS) …………………… 203

P
Partin ノモグラム ………………………… 88
PCWG3……………………………196,198
PDE5 阻害薬……………………………… 139
PET 検査 ………………………………… 142
Phoenix 定義…………………………… 140
PIVOT 試験 ……………………………… 27
planning target volume (PTV) ………… 119
primary closure ………………………… 111
Prostate Cancer Prevention Trial……… 21
Prostate Cancer Research International Active Surveillance (PRIAS) study ….96,99
Prostate Imaging and Reporting and Data System (PI-RADS) Version 2 ……… 55
prostate-specific membrane antigen (PSMA) ……………………………………… 62
Prostate,Lung,Colorectal,and Ovarian (PLCO) Cancer Screening 研究……………… 39
PSA density ………………………… 83,96
PSA doubling time (PSADT)………64,212
PSA nadir ……………………………… 140
PSA velocity (PSAV) ………………46,64
PSA カットオフ値………………………… 37
PSA 監視療法…………………………… 84
PSA 検査 ………………………………… 35
PSA 検診 ………………………………… 38
PSA 再発 …………………………… 65,163
PSA 年間増加度………………………… 64
PSA 倍加時間 (PSADT)…… 46,64, 116,142
PSA フレア……………………………… 180

Q
quality-adjusted life-Years (QALY) …… 42

R
radical prostatectomy (RP) …………… 151
RANKL …………………………………… 214
REDUCE study …………………………… 23
retropubic radical prostatectomy (RRP) ……………………………………104,111
robotic-assisted laparoscopic radical prostatectomy (RALP) … 102,104,111,153
radiographic progression-free survival (rPFS) …………………………………………… 215

S
saturation biopsy …………………… 50,53
significant cancer ……………………… 144
skeletal related event (SRE) …… 173,213,215
STAMPEDE 試験 ……………………… 167
stereotactic body radiation therapy (SBRT) …………………………………………… 120
symptomatic skeletal event (SSE) ……………………………………………193,215

T
trans-perineal (TP) ……………………… 47
trans-rectal (TR) ………………………… 47
trans-urethral resection of the prostate (TURP) …………………………………… 237
transrectal ultrasonography (TRUS) …… 131
TROPIC 試験 …………………………… 184
T ステージ ………………………………… 82

V
vintage drug……………………………… 176
vintage 交替療法………………………… 178

W
watchful waiting (WW) ………………… 93
WHO 方式癌疼痛治療法 ……………… 229

X
X 線治療…………………………………… 119

その他
α1 ブロッカー ……………………… 127,139,20
^{11}C-choline……………………………… 62
^{125}I シード永久挿入療法 ……………… 142
^{177}Lu-PSMA …………………………… 62
^{18}F-choline ……………………………… 62
^{18}F-FDG ………………………………… 62
^{192}Ir 高線量率組織内照射 …………… 142
5α還元酵素阻害薬……………………… 22
^{68}Ga-PSMA …………………………… 62
^{99m}Tc-hydroxyemethylene diphosphonate (HMDP) …………………………………… 60
^{99m}Tc-methylene diphosphonate (MDP) …………………………………………… 60
^{99m}Tc 製剤……………………………… 58

Q&Aでスッキリわかる 前立腺癌

2017年8月10日　第1版第1刷発行

■ 編　集	鈴木啓悦	すずきひろよし
■ 発行者	鳥羽清治	
■ 発行所	株式会社 メジカルビュー社	
	〒162-0845　東京都新宿区市谷本村町2-30	
	電話　03(5228)2050(代表)	
	ホームページ　http://www.medicalview.co.jp/	
	営業部　FAX 03(5228)2059	
	E-mail　eigyo@medicalview.co.jp	
	編集部　FAX 03(5228)2062	
	E-mail　ed@medicalview.co.jp	
■ 印刷所	株式会社創英	

ISBN978-4-7583-1267-7　C3047

©MEDICAL VIEW, 2017.　Printed in Japan

・本書に掲載された著作物の複写・複製・転載・翻訳・データベースへの取り込みおよび送信(送信可能化権を含む)・上映・譲渡に関する許諾権は，(株)メジカルビュー社が保有しています．

・ JCOPY 〈(社)出版者著作権管理機構 委託出版物〉
本書の無断複写は著作権法上での例外を除き禁じられています．複写される場合は，そのつど事前に，(社)出版者著作権管理機構(電話 03-3513-6969, FAX 03-3513-6979, e-mail: info@jcopy.or.jp)の許諾を得てください．

・本書をコピー，スキャン，デジタルデータ化するなどの複製を無許諾で行う行為は，著作権法上での限られた例外(「私的使用のための複製」など)を除き禁じられています．大学，病院，企業などにおいて，研究活動，診察を含み業務上使用する目的で上記の行為を行うことは私的使用には該当せず違法です．また私的使用のためであっても，代行業者等の第三者に依頼して上記の行為を行うことは違法となります．